糖尿病中医治疗与调养

冯素芳　王强虎　编著

中国科学技术出版社
·北京·

图书在版编目（CIP）数据

糖尿病中医治疗与调养 / 冯素芳，王强虎编著 .—北京：中国科学技术出版社，2021.7

ISBN 978-7-5046-8564-3

Ⅰ.①糖… Ⅱ.①冯… ②王… Ⅲ.①糖尿病—中医治疗法 Ⅳ.① R259.871

中国版本图书馆 CIP 数据核字（2020）第 027825 号

策划编辑	崔晓荣
责任编辑	张晶晶
装帧设计	北京胜杰文化发展有限公司
责任校对	邓雪梅
责任印制	马宇晨

出　　版	中国科学技术出版社
发　　行	中国科学技术出版社有限公司发行部
地　　址	北京市海淀区中关村南大街 16 号
邮　　编	100081
发行电话	010-62173865
传　　真	010-62179148
网　　址	http://www.cspbooks.com.cn

开　　本	720mm×1000mm　1/16
字　　数	175 千字
印　　张	12.25
版　　次	2021 年 7 月第 1 版
印　　次	2021 年 7 月第 1 次印刷
印　　刷	河北鑫兆源印刷有限公司
书　　号	ISBN 978-7-5046-8564-3/R・2587
定　　价	35.00 元

（凡购买本社图书，如有缺页、倒页、脱页者，本社发行部负责调换）

内容提要

全书分五部分，从认识糖尿病、糖尿病的中医药治疗、糖尿病并发症的治疗、糖尿病患者饮食调理和运动疗法、糖尿病患者药膳疗法等方面向读者系统介绍与糖尿病有关的中医诊治、生活调养知识。全书简明实用，内容详细具体，切合临床实际，不仅适用于各级内科医师案头参考，而且对患者及其家属的据病索方、依方用药也大有裨益。但需要特别强调的是，糖尿病在病情稳定期或恢复期，可以此作为辅助治疗和康复的重要手段；病情严重或不稳定时，必须在医师指导下综合治疗。

《糖尿病中医治疗与调养》编委会

主　编　冯素芳　王强虎
副主编　黄春霞
编　者　许多朵　徐月萍　马学华　王秋霜

前　言

中医学有着悠久的历史,很早以前就已经有关于糖尿病的记载。在中医学文献中,糖尿病属于"消渴病"的范畴。中医学"消渴病"的临床表现,基本上概括了西医名为糖尿病的诸多特征,为世界医学史上对糖尿病的较早记载。历代探讨消渴病的中医文献众多,而现代中医学已用与西医学同样的标准来诊断糖尿病,对该病的理论、临床与实验研究也非常多,因而对该病的预防、治疗与调理都积累了丰富的经验,其疗法源于自然,讲求整体观念,辨证论治,早期治疗。治疗方法亦多种多样,除使用中药内服外治外,兼顾针灸、推拿、饮食、药膳、运动等方法,以满足病情较为复杂的患者的个体化需要。另外,糖尿病较为特殊,除了药物治疗外,生活调理对控制病情、减少并发症亦有相当大的帮助,在生活调理,如情志调摄、饮食调理、运动方法等方面,中医学都有丰富的经验,也是其擅长的领域,使更多糖尿病患者及其家属从中获益。

我们在临床上经常会遇到一些患者,在出现较严重的并发症后才求诊,其中部分患者是由于他们在患上糖尿病的初期,觉得没有太多的不适,未影响到正常生活和工作,因此掉以轻心,未给予足够的重视,没有尽早治疗、坚持治疗与定期检查而延误治疗。为了减少并发症的发生,除了使用药物控制血糖外,还可以早期使用中医"治未病"的方法,以维持糖尿病患者正常血脂水平、维持血压与体重,以及血管和神经系统的正常,从而防止并发症的发生。

为了普及糖尿病的防治知识，编者深入浅出地编写了这本有关糖尿病中医治疗与调养的科普读物，以便对糖尿病患者及其家属有所帮助。书中详细论述了糖尿病及其并发症的病因病理、预防诊断、多种中医治疗与调理方法，以及中西医结合治疗的优势与注意事项。本书内容丰富全面，资料翔实新颖，条理清晰，通俗易懂，是有关中医防治糖尿病的良好读物，适合广大中西医工作者、糖尿病患者及其家属阅读。

编　者

目 录

一 认识糖尿病

什么是糖尿病 …………………………………………………… 001
  糖尿病的由来 …………………………………………………… 001
  世界糖尿病日 …………………………………………………… 002
  世界各国糖尿病的发病情况 …………………………………… 003
  联合国糖尿病日 ………………………………………………… 003
  国际糖尿病联盟 ………………………………………………… 003

现代医学对糖尿病的认识 …………………………………… 004
  糖尿病的症状 …………………………………………………… 004
  糖尿病常见的分型及病因 ……………………………………… 005
  糖尿病的诊断标准 ……………………………………………… 006
  糖尿病的并发症 ………………………………………………… 007
  引起糖尿病的高危因素 ………………………………………… 008
  糖尿病的危害 …………………………………………………… 009
  糖尿病治疗的基本原则 ………………………………………… 011
  降低血糖的常用西药 …………………………………………… 011

  糖尿病的三级预防 …………………………………………… 012

中医学对糖尿病的认识 …………………………………… 014

  历代中医学家对糖尿病的认识 ………………………………… 014
  中医对糖尿病病因病机的认识 ………………………………… 016
  中医治疗糖尿病的方法 ………………………………………… 017
  中医治疗糖尿病的特色 ………………………………………… 017
  中医治疗糖尿病的科研实证 …………………………………… 019

二 糖尿病的中医药治疗

糖尿病中药内治法 ………………………………………… 020

  糖尿病辨证论治 ………………………………………………… 020
  糖尿病辨病治疗 ………………………………………………… 023
  根据中医学认识糖尿病实施的辨病治疗 ……………………… 023
  根据现代医学认识实施的辨病治疗 …………………………… 024

糖尿病中药外治法 ………………………………………… 026

  糖尿病中药外治的具体方法 …………………………………… 026
  糖尿病中药外治法的注意事项 ………………………………… 031

糖尿病针灸疗法 …………………………………………… 033

  毫针疗法 ………………………………………………………… 033
  皮肤针疗法 ……………………………………………………… 035
  耳针疗法 ………………………………………………………… 036
  灸法 ……………………………………………………………… 037

糖尿病推拿疗法 ··· 038

  糖尿病推拿疗法的作用 ································· 039
  糖尿病推拿疗法的禁忌 ································· 040
  糖尿病推拿疗法的注意事项 ····························· 041
  糖尿病推拿的基本手法 ································· 043
  糖尿病不同证型的推拿方法 ····························· 045
  糖尿病并发症的推拿方法 ······························· 047
  糖尿病的系列自我推拿法 ······························· 049

糖尿病的中西医结合治疗 ···································· 053

  中西医结合治疗糖尿病的优势 ··························· 053
  糖尿病中西医结合治疗的注意事项 ······················· 055
  案例分析 ··· 056

三 糖尿病并发症的治疗

糖尿病高血压 ·· 058

  糖尿病高血压的中药内服疗法 ··························· 058
  糖尿病高血压的针灸疗法 ······························· 059
  糖尿病高血压的足浴疗法 ······························· 060

糖尿病冠心病 ·· 061

  糖尿病冠心病的中药内服疗法 ··························· 062
  糖尿病冠心病的针灸疗法 ······························· 063

糖尿病冠心病的推拿疗法……………………………………063

　　糖尿病冠心病的敷脐疗法……………………………………063

糖尿病脑血栓……………………………………………………064

　　糖尿病脑血栓的中药内服疗法………………………………064

　　糖尿病脑血栓的针灸疗法……………………………………066

　　糖尿病脑血栓的熏洗疗法……………………………………067

　　糖尿病脑血栓的推拿疗法……………………………………067

糖尿病视网膜病变………………………………………………068

　　糖尿病视网膜病变的中药内服疗法…………………………069

　　糖尿病视网膜病变的针灸疗法………………………………070

糖尿病肾病………………………………………………………071

　　糖尿病肾病的中药内服疗法…………………………………071

　　糖尿病肾病的敷脐疗法………………………………………072

　　糖尿病肾病的针灸疗法………………………………………072

糖尿病足…………………………………………………………073

　　糖尿病足的中药内服疗法……………………………………074

　　糖尿病足的熏洗疗法…………………………………………075

　　糖尿病足的针灸疗法…………………………………………075

糖尿病周围神经病变……………………………………………076

　　糖尿病周围神经病变的中药内服疗法………………………076

　　糖尿病周围神经病变的中药电离子导入法…………………077

糖尿病周围神经病变的熨敷疗法……077

糖尿病周围神经病变的针灸疗法……077

糖尿病阳痿……079

糖尿病阳痿的中药内服疗法……079

糖尿病阳痿的敷脐疗法……080

糖尿病阳痿的药浴疗法……081

糖尿病阳痿的针灸疗法……081

糖尿病并发症的推拿穴位……082

案例分析……083

四 糖尿病患者饮食调理和运动疗法

糖尿病患者情志调理……086

常见的糖尿病患者情志失调与调理方法……086

糖尿病饮食调理……089

体重控制在正常范围内……089

单独用饮食或配合药物治疗来获得理想的代谢控制……090

糖尿病饮食疗法的基本原则……091

糖尿病患者每天所需总热量的计算方法……091

糖尿病三类营养物质所占比例的计算方法……093

糖尿病饮食治疗食谱的制订……093

糖尿病饮食宜忌……094

糖尿病患者运动疗法 …… 097
　　运动对糖尿病患者的好处 …… 097
　　糖尿病运动疗法的适应证与禁忌证 …… 098
　　糖尿病运动方式与运动量 …… 100
　　糖尿病运动时的注意事项 …… 101

五 糖尿病患者药膳疗法

糖尿病药膳的特点和作用 …… 103

应用药膳的注意事项 …… 104
　　根据体质选用药膳 …… 104

根据辨证论治的原则选用药膳 …… 107

掌握药膳的用量、制法与用法 …… 107

药膳不可盲目随意服用 …… 108

常用于糖尿病药膳的中药 …… 108

常用于糖尿病药膳的食物 …… 116

适宜糖尿病调理的药膳 …… 122

适宜糖尿病食用的降糖粥 …… 130
　　科学配制降低血糖的药粥 …… 130
　　制作降糖药粥的注意事项 …… 131
　　食用降糖粥应注意事项 …… 140

有益于血糖稳定的降糖汤 …………………………………………… 141
配制降糖汤的注意事项 ………………………… 148

喝茶有益于糖尿病防治 ………………………………………… 148
喝红茶降低餐后血糖的峰值 ……………………… 149
凉开水泡茶降血糖效果明显 ……………………… 149
糖尿病患者喝浓茶对健康不利 …………………… 150
现代药茶的概念与作用 …………………………… 151
适宜糖尿病患者喝的降糖药茶 …………………… 151
药茶降糖的注意事项 ……………………………… 158
制作降糖药茶选用药材的禁忌 …………………… 158

可以降糖的六种药酒 …………………………………………… 160
糖尿病患者饮用药酒宜忌 ………………………… 163
家庭如何泡服降糖药酒 …………………………… 164

有益于糖尿病并发症的药膳 …………………………………… 165

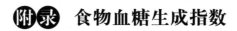
附录　食物血糖生成指数

一

认识糖尿病

什么是糖尿病

当胰岛素分泌不足,或分泌出来的胰岛素不能正常发挥作用时,血液中的葡萄糖便不能够转化成人体所需的能量,导致血糖增加,糖分经由尿液排出体外,这便是糖尿病。

糖尿病的由来

人类对糖尿病的认识是逐步深入的。早在公元前 1500 年,糖尿病就已经被人们所知,当时的埃及文字就曾有过关于糖尿病的记载。2000 多年前,印度的医学书籍亦提出富人的肥胖型糖尿病的有效疗法是吃粗食、每天坚持运动等。糖尿病原称基阿比太斯(diabetes),希腊语为"水管"的意思,是指糖尿病有多尿的症状。18 世纪英国专业医师卡莱为了将糖尿病与大量排尿的尿崩症相区别,称糖尿病为基阿比太斯·麦里道斯(diabetes、mellitus),麦里道斯是指所排的尿是甘味的。西方人在 1815 年才知道糖尿病患者的尿之所以是甜的,是因为尿中有葡萄糖。1889 年麦里科和米考夫斯基报道了全部切除犬的胰脏能引起糖尿病。至 1921 年加拿大的两位专业医师在实验犬中发现了胰腺内的一种物质(胰岛素)能有效降低血糖,并因此而获诺贝尔奖。19世纪末20世纪初,医学家才认识糖尿病有各种类型。

而在我国古代医书中,对糖尿病的记载亦相当丰富。早在2300多年前的《黄帝内经》中已有"消渴""肺消""膈消"等病名,并描述了病者有多饮多尿的症状,认为该病的发生与过食肥甘、情志不遂、五脏柔弱及肥胖有密切关系,其发病的主要机制是肠胃热结、耗伤津液,治疗上宜使用甘寒生津止渴的药物,而禁食膏粱厚味和芳草、石药等燥热伤津之品。东汉张仲景在《金匮要略》中专门论述了消渴病,认为胃热、肾虚是导致本病的主要原因,还提出了具体的治疗方药,如白虎加人参汤、肾气丸等。隋朝巢元方的《诸病源候论·消渴候》则指出了消渴病后期会并发痈疽。至公元六百多年唐朝甄立言的《古今录验方》则指出:"渴而饮水多,小便数,有脂似麦片甜者,皆是消渴病也",是世界上最早关于糖尿病患者尿甜的记载。宋、元朝以后的医家则根据消渴病多饮、多食、多尿三个主症的偏重,相应将其划分为上消、中消与下消3种类型。历代的中医著作对消渴病的治疗,除了中药内服治疗外,还强调中药外治疗法、饮食疗法、运动疗法和针灸推拿疗法等。

世界糖尿病日

为了纪念胰岛素的发现者班廷专业医师诞辰,世界卫生组织(WHO)和国际糖尿病联盟(IDF)在1991年决定将每年的11月14日定为"世界糖尿病日(WDD)"。自设立以来,WDD这项世界性的活动已经唤醒越来越多的人意识到糖尿病在全世界的高发病率及危害性,并且让更多的人投身到糖尿病的防治队伍中来。每年的WDD都会有一个特定的主题,如2006年的主题为"糖尿病与脆弱人群"。

世界各国糖尿病的发病情况

2007年全球约有2.46亿人患糖尿病,其中46%为40~59岁的劳动力人口。如不采取任何措施,预计到2025年,这个数字将增加到3.3亿~3.8亿人,其中80%集中在中低收入国家。

而在2005年全球已有约290万人死于糖尿病。几乎80%的糖尿病死亡亦发生在低收入和中等收入国家。几乎50%的糖尿病死亡发生在70岁以下的人;55%的糖尿病死亡发生于妇女。每年死于糖尿病的人数远远高于死于艾滋病的人数。

WHO预测,在未来10年内,如果不采取紧急行动,糖尿病的死亡率将增加50%以上。

联合国糖尿病日

2007年是第17个"世界糖尿病日",与往年不同的是,联合国于2006年底通过决议,从2007年起,将"世界糖尿病日"正式更名为"联合国糖尿病日"。将专家的学术行为上升为各国的政府行为,促使各国政府和社会各界加强对糖尿病的控制,减少糖尿病的危害。首届"联合国糖尿病日"的宣传主题为"糖尿病和儿童青少年"。

国际糖尿病联盟

国际糖尿病联盟(IDF)是由来自150多个国家的190多个成员机构组成的一个组织机构。它代表了数百万糖尿病患者及其家属、医疗保健人员的共同利益。该机构的主要宗旨是在全球范围推动糖尿病卫生保健、预防和治疗工作,并通过开展糖尿病知识的宣传教育和提高糖尿病患者、卫生专业人员和公众的认识来达到这一目的。

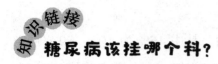
糖尿病该挂哪个科？

糖尿病患者在未出现并发症前，可前往内科的糖尿病专科就诊。而在出现并发症后，除了需要继续在糖尿病专科就诊外，还可根据所出现的并发症而前往相应的其他专科就诊。例如，当出现糖尿病眼病时宜再前往眼科；当出现糖尿病足溃疡与坏疽时宜再前往外科与骨科；当出现冠心病、冠状动脉阻塞时，宜再前往心血管科；当出现脑血管意外（中风）时，宜再前往脑血管科；当出现糖尿病神经病变时，宜再前往神经科等，以做进一步的诊断与治疗，使并发症尽早得到专科专业医师的诊治，以提高治疗效果。

现代医学对糖尿病的认识

糖尿病是一种因缺乏胰岛素，或身体对胰岛素的反应减低，或同时因为这两种情况而导致血糖水平上升的慢性疾病。糖尿病会增加患脑血管病、心脏病、足部坏疽、视网膜病、肾病及神经系统疾病的机会。

糖尿病的症状

早期的糖尿病患者一般并无明显症状。该病可以在检查身体时通过量度血糖水平而诊断出来。而患者随着病情的发展会出现各种症状或并发症。其中可能出现的症状包括口渴、尿量增多、食量增加、体重减轻、身体疲倦、伤口经久不愈和出现感染等，病情不受控制时更会出现严重脱水和昏迷等情况。要判断是否有糖尿病，必须通过化验检查来诊断。

糖尿病常见的分型及病因

1型糖尿病：亦称胰岛素依赖型糖尿病。病因是患者身体的胰腺的胰岛细胞遭受破坏，不能分泌胰岛素，发病原因与遗传、自身免疫系统出现问题或环境因素有关。该型患者通常需每天注射胰岛素，而其中有部分患者在儿童期便已发病。

2型糖尿病：亦称非胰岛素依赖型糖尿病，是最常见的类型。患者体内的胰岛素分泌正常或相对减少，但胰岛素不能发挥功能，病因是身体对胰岛素产生抵抗。发病原因与遗传、不良饮食习惯、体形肥胖或缺乏运动有关。全球的糖尿病患者中约有90%属此型。

妊娠期糖尿病：是指妇女在妊娠期间初次发现并得到确认的糖尿病。中年以上妇女，其胎儿过重，或多次妊娠后进食过多，活动少，身体肥胖，均较易诱发本病。其发病机制可能是由于妊娠时孕妇分泌的某些激素旺盛，对胰岛素的拮抗作用增加，从而使血糖升高。

知识链接 如何早期发现糖尿病？

糖尿病典型的症状是"三多一少"（多饮、多食、多尿、体重减轻），但不是每一位患者都有如此典型的表现。怎样才能早期发现糖尿病呢？一旦出现下列情况的其中一种或一种以上时，我们必须尽早到医院检查血糖：

- 有糖尿病家族史。
- 无原因的体重减轻，特别是食欲增加而体重下降时更要注意。
- 反复泌尿系统感染。
- 反复出现皮肤疖肿，或皮肤疮疖、痈肿等经久不愈。

- 妇女外阴瘙痒治疗效果不佳，尤其是更年期妇女。
- 顽固性下肢脉管炎或溃疡。
- 肺结核患者经积极抗结核治疗病情不易控制者。
- 四肢感觉异常，有麻木感、蚁爬感。
- 中年以上的肥胖者。
- 明显肥胖，进食后2～3小时出现心慌、出汗、手抖和乏力、饥饿等低血糖反应者。低血糖反应是肥胖者患糖尿病的早期表现。
- 年轻人患白内障。
- 妇女曾分娩过巨婴（超过4kg），或不明原因的多次流产或死胎或有畸形婴儿者。
- 经常性的牙周炎，甚至牙齿松动、脱落。
- 不该发生或不明原因的性功能减退。

糖尿病的诊断标准

中华医学会糖尿病分会推荐，在国人中采用WHO1999年提出的糖尿病诊断标准如下。

（1）出现糖尿病症状，任意时间血浆葡萄糖水平大于或等于11.1mmol/L（200mg/dl）。

（2）空腹血浆葡萄糖（FPG）水平大于或等于7.0mmol/L（126mg/dl），空腹是指至少8小时内无任何热量摄入。

（3）口服葡萄糖耐量试验（OGTT）中，2小时的血浆葡萄糖水平大于或等于11.1mmol/L（200mg/dl）。儿童的糖尿病诊断标准与成人一致。

只要符合以上三点中的其中一点，即可诊断为糖尿病。

知识链接
口服葡萄糖耐量试验

口服葡萄糖耐量试验（简称OGTT），其试验方法是早晨空腹取血（需空腹8～14小时后），取血后于5分钟内饮完溶于250～300ml水内的75g无水葡萄糖，试验过程中不再饮用任何饮料、不吸烟、不做剧烈运动。从口服第一口糖水计时，于饮糖水后30分钟、1小时、2小时及3小时取血（用于诊断时可仅取空腹及2小时血）。该试验可对某些空腹血糖正常的糖尿病患者做出诊断，避免漏诊。

糖尿病的并发症

急性并发症：可出现糖尿病酮症酸中毒、糖尿病高血糖高渗性综合征、乳酸性酸中毒、糖尿病低血糖症等。急性并发症如未能得到及时治疗，则会危及生命，导致死亡。

慢性并发症与伴发病：糖尿病控制不当，血糖长期过高，能严重损坏血管和神经系统，令体内器官坏死，丧失功能，可引致以下并发症或伴发病：高血压、冠心病、脑血管病（中风）、血脂异常、糖尿病眼病（如视网膜病变、白内障、青光眼）、糖尿病肾病（肾衰竭）、糖尿病足溃疡与坏疽（严重者会导致截肢）、糖尿病神经病变、各种感染、糖尿病胃肠病、糖尿病口腔病、糖尿病骨关节病、糖尿病男性勃起障碍、糖尿病合并肺结核等。

这些慢性并发症是导致糖尿病患者残废、死亡的最主要原因。因此，积极控制高血糖状态，使血糖尽可能地接近或达到正常水平，对延缓或防止糖尿病慢性并发症的发生与发展具有肯定性作用，所以每一位糖尿病患者都应当学会自我监测血糖的技术。（表1）

表1 我国糖尿病并发症的患病率

并发疾病	1型 / %	2型 / %	总计 / %
高血压	9.1	34.2	31.9
脑血管病	1.8	12.9	12.2
心血管病	4.0	17.1	15.9
糖尿病足	2.6	5.2	5.0
眼部病变	20.5	35.7	34.3
肾脏病变	22.5	34.7	33.6
神经病变	44.9	61.8	60.3

引自：方圻. 现代内科学. 北京：人民军医出版社, 1995.

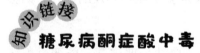

糖尿病酮症酸中毒

糖尿病酮症酸中毒（DKA）是指糖尿病患者在各种诱因下，胰岛素分泌严重不足，升糖激素不适当升高，引起糖、蛋白质、脂肪及水、电解质、酸碱平衡失调，最终导致高血糖、高血酮、酮尿、脱水、电解质紊乱，并伴有代谢性酸中毒，是最常见的一种糖尿病急性并发症，如不及时治疗，可危及生命。

引起糖尿病的高危因素

- 遗传，家族中有糖尿病患者，其得糖尿病的机会较一般人为高。
- 肥胖（尤其是在腹部积聚脂肪的人士）、高血压、高脂血症。
- 中年过后较易患糖尿病，但近年来发病年龄已趋年轻化。

- 有妊娠糖尿病病史，或曾生产过巨婴（超过 4kg）的女士。
- 缺乏运动。
- 一些内分泌疾病、胰脏疾病，以及类固醇等药物容易诱发糖尿病。

糖尿病的危害

糖尿病发展下去，会损害心脏、血管、肾脏和神经。

糖尿病视网膜病变是失明的主要病因之一，患糖尿病 15 年后，大约 2% 的患者失明，10% 左右的患者视力严重下降。

糖尿病是导致肾衰竭的主要原因之一。10%～20% 的糖尿病患者死于肾衰竭。

糖尿病增加了患心脏病和中风的危险。50% 的糖尿病患者死于心血管病和中风。

糖尿病损害神经和血管，增加了患足部溃疡的可能，全球每 30 秒就有一人因糖尿病而截肢。

总体来讲，糖尿病患者死亡的危险比未患糖尿病的同龄人至少增加 1 倍。全球每 10 秒就有一人死于糖尿病相关性疾病，同时就有 2 例新病例被诊断。

知识链接

糖尿病高危人群

如有以下因素的其中一种或一种以上者，则可称为糖尿病高危人群（或称重点人群）：年龄＞45 岁；有糖尿病家族史；体重超过正常体重的 115%；有高三酰甘油血症；有高血压和（或）心脑血管病变；有妊娠糖尿病病史或生育过巨婴的妇女；有多囊卵巢综合征的妇女；常年不参加体力活动者；使用一些特殊药物者，如糖皮质激素、利尿药等。

糖尿病及其并发症给个人、家庭、卫生保健系统和国家带来巨大的经济负担。2007年,全世界估计糖尿病及其并发症的医疗费用达2150亿～3750亿美元。

知识链接

为什么糖尿病患者容易被感染?

糖尿病患者容易被感染的原因主要有以下4个方面:

(1)高血糖。血糖越高,被感染的概率也越高。其机制主要是:①高血糖使血渗透压升高,抑制了白细胞的吞噬能力和游走功能,使机体对感染的抵抗力降低。一旦给予胰岛素或口服降血糖药使血糖达到正常水平后,白细胞的吞噬功能即恢复。②高血糖有利于致病菌的生长繁殖,如皮肤念珠菌、大肠埃希菌、肺炎球菌及其他革兰阴性杆菌等。因此,皮肤感染、泌尿系统感染、肺炎等在糖尿病患者中较为多见。③高血糖引起的细胞脱水和电解质紊乱可促使感染扩散。

(2)血管病变。糖尿病引起的血管功能和形态异常,可导致血流缓慢或障碍,抗体分布减少,并影响白细胞的吞噬功能,因此易发生感染。而组织缺血缺氧,则有利于厌氧菌的生长,可发生组织变性和坏疽。

(3)神经病变。有神经病变的糖尿病患者几乎都有神经性膀胱炎、尿潴留,加之需经常导尿而易致尿路感染。发生周围神经病变的患者四肢肢端麻木,痛觉、温觉、触觉减退,易遭受损伤,又不易早期发现而致感染。

(4)免疫功能低下。由于糖尿病患者体内代谢紊乱,机体各种防御功能缺陷,对入侵微生物的各种反应,包括中和化学毒素、吞噬功能、细胞内杀菌作用、血液抗体生成和细胞免疫作用等均被抑制,因而容易被感染。

糖尿病的危害是可以降低的,通过改善生活环境和改变不良生活习惯(包括促进健康合理膳食和增加体力活动等),至少有80%的2型糖尿病是可以延缓发病或能够预防的。

糖尿病治疗的基本原则

综合治疗:糖尿病应采取综合性治疗措施,包括饮食控制、运动疗法、血糖监测、糖尿病自我管理教育和药物治疗。除降糖外,还应降压、降脂和改变不良生活习惯如戒烟等。

全面达标:糖尿病的治疗要求全面达标。除血糖控制满意外,还要求血脂、血压正常或接近正常,体重保持在正常范围,并有良好的生活质量和精神状态。

早期治疗:定期体检,并在重点人群中加强糖尿病筛查,尽早发现糖尿病以早期治疗。

降低血糖的常用西药

主要分口服降糖药与胰岛素注射剂两大类,1型糖尿病患者需要注射胰岛素,2型糖尿病患者可采用口服药物治疗,但也可能需要注射胰岛素,两类药物均需由专业医师按病情需要而处方给药。

口服降糖药:促胰岛素分泌剂,包括磺脲类(Sulphonylureas)药物如Gliclazide,Glibenclamide,Glipizide,Gliquidone等和格列奈类药物,如Repaglinide等,主要刺激胰岛B细胞分泌胰岛素,增加体内胰岛素的水平;双胍类(Biguanides)药物,如Metformin等,主要抑制肝脏葡萄糖的产生,还可能有延缓肠道吸收葡萄糖和增加胰岛素敏感性的作用;α-糖苷酶抑制药,如Acarbose等,能延缓肠道对淀粉和果糖的吸收,降低餐后血糖;格列酮类(TZDS)药物,如Rosiglitazone,Troglitazone等,属胰岛素增敏剂,可通过减少胰岛素抵抗而增强胰岛素的作用。

胰岛素注射剂： 胰岛素是一种蛋白质，其功效会被肠胃的消化液破坏。所以必须注射，不能口服。

胰岛素注射剂按其作用时间的长短可分为短效、中效和长效三类，需由专业医师根据病情选择应用或加以配合，能有效控制体内的血糖水平。

糖尿病的三级预防

一级预防——预防糖尿病的发生。

注意健康合理的饮食搭配。培养良好的饮食习惯，多吃高纤维食物，如蔬菜、水果、未经精制的谷麦类、全麦面包、糙米，不要经常进食高糖分和油腻的食品，不要暴饮暴食，以免积聚过多热量令身体肥胖。

保持适当运动，并持之以恒。经常定期进行至少30分钟强度适中的运动，达到并保持健康的体重。避免使用烟草，戒烟限酒。

对易患糖尿病的高危人群，宜进行生活方式的干预，包括每日主食减少80～120g，使每日摄入的总热量减少400～500kcal，饱和脂肪酸摄入量占总脂肪酸摄入量的30%以下，每周体力活动或运动增加至250～300分钟，体重减少5%～7%。

二级预防——预防糖尿病并发症。

二级预防是针对已诊断为糖尿病的患者，宜通过以下措施来预防并发症的出现。

1. 预防糖尿病并发症的关键是尽早发现糖尿病，并尽早积极治疗。在治疗时尽可能最有效地控制和纠正已有的高血糖、高血压、血脂紊乱和肥胖以及吸烟酗酒等易导致并发症的危险因素。

2. 要定期进行糖尿病并发症及相关疾病的检查，如眼、心脏、肾脏、神经、足部等，以便早期发现，早期治疗。

以上两点大部分的工作是由专业医师进行的，但患者本身也要尽力配合，例如定期自我检测尿糖、血糖；定期到医院专业医师处就诊，按医嘱进行检查；不要随意更改或中断治疗等。

3. 执行上述一级预防的各项措施。

三级预防——减少糖尿病的致残率和死亡率。

糖尿病及其并发症如未能得到及时有效的治疗，可导致失明、肾衰竭、严重的糖尿病足（影响活动能力，严重者需截肢）、严重的周围神经病变等，甚至导致死亡。糖尿病三级预防的目的就是要减少糖尿病的致残率和死亡率，提高糖尿病患者的生活质素，其预防措施如下：

- 严格地控制好血糖和血压。
- 通过早期有效的治疗，有可能终止或逆转慢性并发症的发展。
- 执行健康的生活方式，如戒烟限酒、合理调配膳食、控制肥胖、注意劳逸结合、进行适当的体力活动、保持良好的心境等。
- 建立相互信任的医患关系，患者要定期复诊、复查，并要学习和应用糖尿病及其相关疾病的医疗、护理、饮食和保健知识，以适当地处理有关问题。

知识链接

糖尿病患者为什么会出现低血糖？如何预防？

糖尿病患者的低血糖有两种情况，一种是血糖下降至2.8mmol/L（50mg/dl）以下，并出现低血糖的症状体征，如心慌、出汗、手抖、乏力、饥饿感、烦躁、抽搐，甚至昏迷等，称为低血糖症。另一种是有低血糖相应的临床症状和体征，但血糖值不一定下降至2.8mmol/L以下，称为低血糖反应。低血糖反应主要与血糖下降速度过快引起升糖激素释放（如儿茶酚胺）所致的症状及体征有关。而糖尿病低血糖症则多发生在2型糖尿病早期或发病前，与胰岛素分泌高峰延迟有关。这种情况是由于患者进餐后胰岛素分泌延迟，使血糖升高，而在进食后2～4小时，胰岛素分泌才达高峰，于是突然出现低血糖。糖尿病低血糖症还可见于胰岛素及降糖药物用量过大而造成的药物性低血糖。

预防糖尿病低血糖症的措施包括以下几个方面。

1. 需遵从医嘱使用降糖药物，及时向专业医师反映用药后的血糖、尿糖情况及机体的反应，必要时调整药量，防止用药过量。

2. 胰岛素用量较大者，一定要按时进餐，每天的体力活动亦要有规律，以保持胰岛素与饮食、运动、工作相平衡，并根据实际情况，及时调整胰岛素的剂量。

3. 根据个人的实际情况制定用餐时间，一般应在可能发生低血糖的半小时前，进主食15～50g。

4. 如出现低血糖反应，冲服一小勺红糖水或进食少许甜食或饼干即可。

中医学对糖尿病的认识

历代中医学家对糖尿病的认识

糖尿病在中医学属"消渴病"的范畴。中医学消渴病的临床表现，基本上概括了糖尿病的特征，可以讲在世界医学史上对糖尿病的记载以我国较早。

《黄帝内经》中就有关于此病的病因病机、症状、鉴别诊断、药食禁忌的论述，只不过糖尿病的病名当时多称为"消渴"，并根据其病因及症状的不同，而分别有"消瘅""肺消""膈消""消中"等分类。对其病因病机，《灵枢·五变》篇说："五脏皆柔弱者，善病消瘅"，指出了五脏虚弱是发生消渴的重要因素。对于饮食不节、情志失调等致病因素，也分别做了论述。如《素问·奇病论》篇说："此肥美之所发也，此人必数食甘美而多肥也，肥者令人内热，甘者令人中满，故其气上溢，转为消渴"。《灵枢·五变》篇说："怒则气上逆，胸中蓄积，血气逆流……转而为热，热则消肌肤，故为消瘅。"在2000多年前中医学就已认识到五脏虚弱，脏腑功能失调；长期嗜食甘美，形体肥胖，以及情志失调、精神压力均可成为消渴病的致病因素。

历代中医学家在《黄帝内经》的基础上，对本病研究又有进展。公元二世纪的《金匮要略》专立消渴病篇，讨论本病的辨证论治，并指出"消渴，小便反多，以饮一斗，小便一斗"。又说："消渴病人，消谷引食，大便必坚，小便即数"。并提出用白虎加人参汤治疗渴欲饮水，口干舌燥者。到公元七世纪，唐朝医著较具体记载了本病可使患者体重减轻及尿甜的特点。如《外台秘要·消渴门》引《古今灵验》书中记载："渴而饮水多，小便数，有脂，似麦片甜者，皆是消渴病也。"又说"每发即小便至甜""焦枯消瘦"。至于中医学所记载的消渴兼证，则大体与糖尿病并发症的特点相符。如《诸病源候论·消渴候》说："其病变多发痈疽。"《河间六书·宣明论方·消渴总论》认为消渴病"可变为雀目或内障"。《儒门事亲·刘河间三消论》说"夫消渴者，多变聋盲、疮癣、痤痱之类""或蒸热虚汗，肺萎劳嗽"。

关于糖尿病的自身保健，历代论述亦较为详尽，尤其唐朝孙思邈的《千金要方》，较早地认识到控制饮食等措施对治疗本病的重要性，认为患本病者所慎者有三："一饮酒，二房室，三咸食及面。"至于历代医家对消渴病的治疗则有更多的论述，在此方面中医学有丰富的临床经验，对糖尿病的治疗颇有帮助。

中医对糖尿病病因病机的认识

糖尿病的病机主要在于阴津亏损、燥热偏胜，而以阴虚为本、燥热为标，两者互为因果。

燥热甚则阴愈虚，阴愈虚则燥热愈甚。病变的脏腑着重在于肺、胃、肾，而以肾为关键。

三者之中，虽可有所偏重，但往往又互相影响。如本病迁延日久，阴损及阳，则可见气阴两伤或阴阳俱虚。如病久入络，则可见血脉淤滞。

知识链接
消渴症就是糖尿病吗？

中医学有着悠久的历史，很早以前就已经有关于消渴病的记载。中医学消渴病的临床表现基本上概括了糖尿病的特征，可以讲在世界医学史上对糖尿病症状的记载以我国较早。而到现代中医学，基本上已将消渴病作为糖尿病的专用中医病名，即中医学的消渴病主要是指西医学的糖尿病。

另外，由于消渴病常波及多个脏腑，病变影响广泛，未及时治疗以及病情严重的患者，常可并发多种病征，如胸痹心痛（心血管病）、水肿（糖尿病肾病）、视瞻昏渺与暴盲（糖尿病眼）、痈疽脱疽（皮肤感染、糖尿病足）、肺痨（肺结核）、中风偏瘫（脑血管病）等。严重者则可因阴液极度耗损，虚阳上浮而出现烦躁神昏，或因阳竭阴亡而见昏迷、肢厥、脉微欲绝等危象。

中医学经过历代发展，对糖尿病病因病机的认识已更为完善，现认为饮食不节、情志失调、劳欲过度、禀赋不足等均可导致消渴病。

饮食不节：长期过食肥甘，醇酒厚味，使脾胃运化功能受损，胃中积滞，蕴热化燥，内热消谷耗津而发为本病。

情志失调：长期精神刺激，五志过极，情志不舒，可致肝气郁滞，久郁化热,消烁阴津,而发为本病。

劳欲过度:劳逸不当,烦劳太过,尤其是房事不节,纵欲过度,损耗阴精,可致阴虚火旺,消灼津液而发为本病。

禀赋不足:先天禀赋不足,五脏虚弱,特别是肾脏素虚,阴虚体质者,易患本病。而素体肥胖,每多痰湿,蕴积脾胃,化热生火,亦易致本病。

中医治疗糖尿病的方法

中医治疗糖尿病,是以整体观念为指导,以辨证论治为基本原则,通过全面调整患者的脏腑功能,平衡阴阳来控制血糖,缓解症状,阻止病情发展,改善其并发症,具有积极的治疗意义。中医治疗糖尿病的方法较多,可在辨证论治的原则指导下选用或综合使用中药内服、中药外治、针灸、推拿、气功、药膳等,并配合情志调摄、饮食调理、健身运动等。

中医治疗糖尿病的特色

整体观念:中医认为,人与社会及自然环境之间有密切的联系,互相影响,可视为一个整体。而人体亦是一个有机的整体,人体各器官组织之间互相联系,各种功能互相协调,彼此为用。在患病时,体内的各个部分亦可互相影响。因此,治疗各种疾病(包括糖尿病)时,就要考虑到自然界对人体的影响,治疗方药要因时因地制宜,即要根据不同季节的天时气候特点,以及不同地域的环境特点,来制订适宜的治法和方药。

另外,亦要考虑到人体各脏、腑、形、窍之间的相互联系与影响,在治疗疾病时,不仅仅是头痛医头、脚痛医脚,而是要注意全面调理脏腑之间的关系,使脏腑之间互相协调,使整个人体恢复正常的生理功能。

辨证论治:中医认为不同的糖尿病患者,由于他们的年龄、体质、生活习惯、精神状态及临床症状的不同,可以划分为不同的证型,即使是同一位患者，在患病的不同阶段，亦可出现不同的证型。

因此，运用中医学理论进行分析、辨别，确认了其证型后，就要分别采用不同的治疗方药进行有针对性的治疗。这里所说的"证型"，就是疾病在某一阶段的本质。只有针对疾病的本质进行治疗，即中医经常强调的治病求本，才能有好的疗效。辨证论治是中医诊断和治疗疾病的主要手段，亦是其诊疗理论体系的一大特色，应用于糖尿病的治疗有较好的效果。

早治防变：中医注重在糖尿病发生的初期阶段，力求做到早期诊断、早期治疗，把糖尿病消灭于萌芽状态，防止其深入转变。因为在糖尿病的初期阶段，病情多较轻，病邪损伤人体正气的程度较浅，正气抗邪、抗损害和康复能力均较强，因而早期治疗有利于提高疗效。

已变仍不放弃：糖尿病日久未愈，就会发生多种并发症，如眼疾、痈疮脱疽、心脑血管病变、水肿、肺痨、肢体麻木等。此时西医学认为已属难治病症，治疗方法不多。而从中医学角度来看，只要患者有临床表现存在，即有"证"可辨，就可以用辨证论治的方法确定证型，就有相应的方药进行治疗。只要辨证准确，选方用药得当，就可以取得好的疗效。另外，近年的研究证实，血管损害是糖尿病多种并发症的病理基础，如糖尿病视网膜病变、糖尿病心脑血管病变、糖尿病肾病等。中医学认为这些病变的主要病机均是血脉涩滞，瘀血痹阻，因此均可在辨证论治的基础上，适当配伍活血化瘀药物或方剂来防治这些病变，而实践证明确有效果。所以，即使糖尿病出现了并发症，仍不要轻言放弃。临床实践亦已证明治疗疑难病症正是中医学的优势所在。

疗效可靠，毒副作用少：糖尿病患者服用中药后，不仅有一定的降血糖作用，其疗效较稳定而持久，还会使患者的自觉症状得到消除或缓解，自我感觉转好，精神振奋，体力恢复，睡眠好转，虚弱现象改善。对增强体质、提高免疫功能、防止并发症均有积极作用。另外，服用中药对机体的内环境干扰较少，应用得当则无毒副作用。

中医治疗糖尿病的科研实证

近年来,我国及日本对单味中药及由多味中药组成的复方治疗糖尿病的效果进行了相当多的药理研究与临床研究。例如,日本对白虎加人参汤(人参、知母、石膏、粳米、甘草)、大柴胡汤(柴胡、大黄、枳实、黄芩、半夏、白芍、生姜、大枣);我国对八仙长寿汤(熟地黄、淮山药、山萸肉、茯苓、泽泻、牡丹皮、麦冬、五味子)、玉泉散(生地黄、麦冬、天花粉、葛根、五味子、甘草)、消渴平片(五味子、沙苑子、枸杞子、丹参、黄连、五倍子、黄芪、知母、人参、天花粉、葛根、天冬)、降糖丸(党参、天花粉、牡丹皮)、加味桃核承气汤(桃仁、桂枝、大黄、黄芪、麦冬、甘草)等复方;我国或日本对人参、党参、茯苓、黄芪、白术、苍术、淮山药、黄精、生地黄、熟地黄、玄参、麦冬、知母、天花粉、玉竹、枸杞子、何首乌、五味子、葛根、石斛、丹参、三七、黄连等单味药均进行了药理实验研究;我国对上述的部分复方及单味药还进行了应用于人体的临床研究,其结果均显示不论单味中药还是中药复方均有降血糖,或减慢与延缓血管病变的发生,或防治糖尿病并发症等作用,而且在研究中亦显示了上述中药复方与单味中药均对人体没有毒性作用。

二

糖尿病的中医药治疗

糖尿病中药内治法

中药内治法主要以口服药物为主，口服的剂型包括中药汤剂、颗粒剂、丸剂、片剂、散剂、膏剂、口服液等，其中以汤剂、颗粒剂、丸剂及片剂应用较多。近年来有使用中药制剂作吸入、舌下给药、直肠给药等，因仍属体内给药，故亦属于广义的中药内治法的范畴。

中药内治法主要使用辨证论治与辨病治疗两种方法来组方用药，然后再根据患者的具体情况选择该方药的剂型，一般在患者病情变化较多时，可选用汤剂或颗粒剂，在患者情况稳定时，可选用丸剂、片剂等，而该疗法的实施必须由专业的中医师进行。

糖尿病辨证论治

肺热津伤证

【症状】口渴多饮，口舌干燥，尿频量多，烦热多汗，舌边尖红，苔薄黄，脉洪数。

【治法】清热润肺，生津止渴。

【方药】消渴方加减。

【方解】天花粉生津清热；黄连清热降火；生地黄、藕汁养阴增液。尚可酌加葛根、麦冬，以加强生津止渴之力。

【加减】若烦渴不止，小便频数，而脉数乏力者，为肺热津亏，气阴两伤，可用二冬汤。方中重用人参益气生津，天冬、麦冬、天花粉、黄芩、知母清热生津止渴。

胃热炽盛证

【症状】多食易饥，口渴，尿多，形体消瘦，大便干燥，苔黄，脉滑实有力。

【治法】清胃泻火，养阴增液。

【方药】玉女煎加黄连、栀子。

【方解】石膏、知母清肺胃之热；生地黄、麦冬益肺胃之阴；黄连、栀子清热泻火；牛膝引热下行。

【加减】大便秘结不行，可用增液承气汤润燥通便，待大便通后再转上方治疗。

气阴亏虚证

【症状】口渴引饮，能食与便溏并见，尿频量多，神疲乏力，或饮食减少，自汗盗汗，形体消瘦，舌质淡红，苔白而干，脉弱。

【治法】益气健脾，养阴生津。

【方药】七味白术散合生脉散加减。

【方解】人参大补元气，生津止渴；茯苓、白术、甘草益气健脾；木香、藿香醒脾行气布津；麦冬、葛根养阴生津止渴；五味子收敛耗散之气，合麦冬则酸甘化阴，能敛液生津。

【加减】肺有燥热者加地骨皮、知母、黄芩；口渴明显者加天花粉、生地黄；气短汗多者加山萸肉敛气生津；食少腹胀者加砂仁、鸡内金。

肾阴亏虚证

【症状】尿频量多，浑浊如脂膏，或尿甜，腰膝酸软，乏力，头晕耳鸣，口干唇燥，皮肤干燥瘙痒，舌质红苔少，脉细数。

【治法】滋阴固肾。

【方药】六味地黄丸加减。

【方解】熟地黄、淮山药、山萸肉滋阴固肾益精；茯苓健脾渗湿；泽泻、牡丹皮清泻火热。

【加减】阴虚火旺而见烦躁、失眠、盗汗、五心烦热者加知母、黄柏、龟甲；尿量多而浑浊者加益智仁、桑螵蛸；气阴两虚而见困倦、气短乏力者加党参、黄芪。

阴阳两虚证

【症状】小便频数，浑浊如膏，甚至饮一溲一，面容憔悴，耳轮干枯，腰膝酸软，畏寒肢冷，阳痿或月经不调，舌质淡苔白而干，脉沉细无力。

【治法】滋阴温阳，补肾固涩。

【方药】金匮肾气丸加减。

【方解】制附子、肉桂温补肾阳；六味地黄丸滋阴补肾。

【加减】尿量多而浑浊者加益智仁、桑螵蛸、覆盆子、金樱子；身体困倦、气短乏力者加党参、黄芪、黄精；阳痿加巴戟、淫羊藿、肉苁蓉；阳虚畏寒者加鹿茸。

瘀血阻滞证

【症状】口干尿多，形体消瘦，面色晦暗，肢体麻木或刺痛，入夜尤甚，或肌肤甲错，口唇紫暗，舌质暗或有瘀斑，或舌下青筋紫暗怒张，脉涩或结或代。

【治法】活血化瘀。

【方药】血府逐瘀汤加减。

【方解】桃仁、红花、川芎、赤芍、牛膝活血化瘀；枳壳、柴胡、桔梗、甘草调气疏肝；当归、地黄养血调肝。

【加减】可酌加丹参、蒲黄、三七，加强其活血祛瘀之力。若兼见肺热津伤，或胃热炽盛，或肾阴亏虚，或气阴亏虚，或阴阳两虚证候者，则宜视瘀血及兼夹之证的孰轻孰重，结合前述各证之治法方药加减化裁为治。

糖尿病辨病治疗

上述辨证论治方法是针对不同的患者各自不同的特性，以及他们在患病的不同阶段而出现的不同情况，即每位患者在每一阶段的个性进行针对性治疗，这是中医治疗疾病的主要手段。

但中医学亦认为只要属同一种疾病，就一般会有其共性存在，治疗时就可根据这一共性使用某一特定的治则与方药，这就是辨病治疗。对某一疾病共性的认识，既可以是中医学的认识，亦可以引进现代医学的认识，但在治疗时使用的均是中药等中医治疗方法。

根据中医学认识糖尿病实施的辨病治疗

1. **中药复方** 中医学称糖尿病为消渴，认为其基本病机是阴虚燥热，以阴虚为本、燥热为标。故治疗以养阴生津、清热润燥为基本原则，临床上可选用有上述作用的中药作为基础来组成复方，如天花粉、葛根、沙参、麦冬、天冬、玄参、生地黄、知母等。但实际治疗时应在此基础上，根据每位患者肺、胃、脾、肾病位的偏重不同，以及阴虚、燥热、气阴两虚情况的侧重，配合清热生津、益气养阴及润肺、养胃、健脾、滋肾等方法进行治疗。

2. **单方验方** 指一些祖传或在民间流传，或历代名医使用而有较好疗效的经验方，大多数药方的组成药味较为简单，现举例如下（下述单方验方均应在专业中医师指导下应用）：

· 生地黄、黄芪各30g，淮山药90g，水煎服，每日1剂，分3次服（引自张伯臾主编的《中医内科学》）。

· 人参90g、天花粉90g，碾研成粉末，制成黄豆大小的药丸。每次服20~30丸，用麦冬汤（麦冬15g水煎而成）送服。（引自《仁斋直指方》）。

· 番石榴叶10g，水煎服，每日1剂，分3次服用（来源：广西中医学院）。

· 苦瓜若干。将苦瓜晒干，研碎成粉末，制成0.5g重的药丸，每日服3丸，饭前1小时服用（来源：原广州军区第157医院）。

根据现代医学认识实施的辨病治疗

现代医学认为，所有糖尿病患者的共性是血糖升高，由此而引起一系列的病证。中医治疗时亦可根据此认识来选用具有降血糖作用的中药来治疗本病。

经临床及药理研究证实有降糖作用的中药主要有人参、党参、黄芪、茯苓、白术、苍术、淮山药、黄精、生地黄、熟地黄、玄参、麦冬、知母、天花粉、玉竹、枸杞子、何首乌、五味子、葛根、玉米须、石斛、丹参、三七、黄连等。天花粉与知母，苍术与玄参，黄芪与淮山药，生地黄与牡丹皮，麦冬与五味子的配对（中医学称为药对或对药），亦有显著的降血糖作用。

以上中药及药对一般都会在辨证论治的基础上来选用，即先确定患者属于哪一种证型，选用一味相应的中药方剂，再在这条方剂的基础上适当选用上述中药，这一方法亦是中医学辨证论治与辨病治疗相结合的其中一种应用形式。

二 / 糖尿病的中医药治疗

中医治疗糖尿病的必要性

中医疗法可作为糖尿病治疗与调理的其中一种方法。其疗法源于自然，讲求整体观念，辨证论治，治病求本，对机体内环境干扰较少，应用得当无明显的毒副作用。中医学治疗糖尿病及其并发症可有以下几方面的作用。

1. 早期2型糖尿病患者或有西药禁忌证的患者，可使用中医治疗方法进行综合治疗（即可适当选择中药内治、外治、针灸、推拿、药膳、气功、饮食、运动等方法）。这些疗法如应用得当，副作用较少，患者容易接受，因而有利于尽早治疗，以提高疗效与减少并发症的发生。

2. 对已经使用西药的患者，中医治疗可提高西药的疗效，或照顾西药未有作用的范畴，有助于使用较少的西药剂量而又能有效控制血糖，或较全面地控制病情。

3. 中医治疗可针对服用西药后产生的毒副作用，予以预防或降低，使患者易于坚持治疗。

4. 中医治疗有利于消除或减轻患者的不适症状，保持或改善其生活质量，并有助于患者的血糖、血脂、血压、体重等达到正常指标。

5. 中医治疗可增强体质，增强抗病能力，减少糖尿病患者感染的机会，对各种并发症亦有一定的治疗作用。

6. 糖尿病患者除了药物治疗外，生活调理对控制病情、减少并发症亦有相当大的帮助。而生活调理，包括情志调摄、饮食调理、运动锻炼等，中医学都有较丰富的经验，可以在糖尿病的治疗中发挥作用。因此，糖尿病患者可根据自己的实际情况，在专业中医师指导下运用中医学的方法进行治疗与调理。

糖尿病中药外治法

中药外治法是由专业中医师以中医整体观和辨证论治为指导，以脏腑、经络学说为基础，运用中药与器械作用于患者体表，通过对机体皮肤、穴位、孔窍的刺激和传导来调动、激发机体潜力，达到疏通经络、调理脏腑气血、平衡阴阳、扶正祛邪、降低血糖的目的。

外用中药可通过皮肤的吸收作用进入血液循环，而加热后才使用的外用中药，则可提高局部皮肤的温度，加速血液循环，使药力直达病所。而当中药贴敷于体表穴位时，还可通过经络系统传入体内，从而纠正脏腑、气血的失调和阴阳的逆乱失衡，使机体恢复动态平衡，既可改善临床症状，改善生活质量，又对控制高血糖，改善微循环，预防和减少各种急、慢性并发症的发生和发展有一定的作用。

糖尿病中药外治的具体方法

糖尿病贴敷疗法

贴敷疗法是将药物研粉打湿做成所需的形状，置放于体表局部并加以固定的一种外治方法。

常用的贴敷剂型有药饼、药泥、药糊、药液、膏药及软膏等。这些药物敷放于体表后常需用纱布、油纸或胶布等保护固定，以防脱落和干燥过快而影响疗效。下面介绍两种常用的贴敷方法及处方。

知识链接 糖尿病有哪些治疗方法？

糖尿病的治疗方法主要有口服降糖药或胰岛素治疗、中医中药疗法、胰岛移植治疗1型糖尿病、饮食治疗、运动疗法等。基因疗法治疗糖尿病还处于研究阶段。

膏药穴位贴敷

【处方】生黄芪210g，淮山药180g，生地黄90g，苍术60g，玄参60g，天花粉60g，木瓜15g，水牛角15g，知母10g，黄柏10g，肉桂6g，丹参60g，葛根60g，益母草60g，乌梅10g，金银花炭15g，水蛭15g，生大黄15g，冰片10g，樟脑15g，香油3000g，红丹360g。

【功效】补中益气，滋阴生津，健脾益肾，清胃泻火，活血降糖。

【主治】2型糖尿病。

【制作】需经过备料、研粉、过筛、炼油、下丹、去火毒、摊涂等工序制成膏药，每贴10g，摊于专用的膏药纸上，涂成圆形，盖一塑胶薄膜，即得。

【用法】取胰俞、神阙、三阴交（双侧）、涌泉（双侧）穴。在春、秋、冬季可以每两日（48小时）更换一次，贴敷时加温软化。夏天可每晚贴敷，每日更换一次。12次为一疗程。

【注意】孕妇及皮肤破溃者忌用。

【出处】《新兴膏药应用指南》。

药糊敷脐

【处方】生地黄、黄芪、丹参、鬼箭羽、肉桂、云南白药各10g。

【功效】养阴益气，活血降糖。

【主治】2型糖尿病。

【制作】上药共研细末，装瓶备用。

【用法】使用时先将脐中、脐周用清水洗净，取药末适量（若加少许麝香效果更佳），加入适量稀米醋或清水，和匀如糊状，敷于脐中，将市面上出售的麝香膏 1 贴敷盖其上，或盖塑胶膜，以胶布固定，每日换药一次，10次为一疗程。

【注意】孕妇及皮肤破溃者忌用。

【出处】山西中医，1993，9（2）：11。

糖尿病熨药疗法

熨药疗法又称熨敷疗法、烫熨疗法，是将中药经过加热处理后敷于患部或穴位的一种方法，包括药包热熨法、药饼热熨法、药末热熨法、药液热熨法与药渣热熨法等。现举例如下：

【处方】杜仲 30g，熟附子 6g，肉桂 3g，熟地黄 24g，淮山药 12g，山萸肉 12g，泽泻 10g，牡丹皮 15g，黄芪 60g。

【功效】益气养阴，温肾壮阳。

【主治】糖尿病属阴阳两虚证者。

【制作】上药研末，分为 3 份，使用时取一份加适量米醋拌匀，以润而不渗为宜，装入纱布袋（纱布袋大小为上至上脘穴，下至关元穴）。

【用法】将上述药袋蒸至透热后熨敷胃脘及腹部，用至稍凉后则在药袋上加盖暖水袋，以热而不烫为佳。早、晚各敷 1 小时，6 日为一疗程。每袋药可用 2 日。

【注意】孕妇忌用，谨防烫伤。

【出处】《丘天道临床经验方》。

糖尿病熏洗疗法

该法是让患者先用加热后中药药液的雾气熏蒸，然后再用药液浸泡、洗浴的一种外治方法。若单纯洗脚，则又可称为足浴疗法。若药液放至稍温，用纱布蘸取药液敷于患处，则称为湿敷法。现举例如下：

【处方】透骨草30g,络石藤50g,生地黄50g,当归30g,羌活50g,威灵仙30g,豨莶草50g,红花25g,天花粉50g。

【功效】清热生津,散风祛湿,活血止痛。

【主治】糖尿病并发末梢神经炎。

【制作】上述药加水3000~3500ml,煎沸15~20分钟后倒出药液备用。

【用法】待药液温热适中时泡洗患部10~15分钟,每日1剂。每剂首次煎液泡洗患部后可留用,重新加热后可再泡洗患部2~3次。7天为一疗程。间隔5~7天再行下一疗程。

【注意】防烫伤皮肤。

【出处】《药浴治百病》。

糖尿病离子导入疗法

常用的是直流电离子导入疗法。它是应用药物离子导入仪输出的直流电,施加于浸有中药液的电极板上,使药物离子透入人体穴位,从而获得药物透入与刺激穴位的双重治疗效应。现举例如下:

【处方】按照苍术:黄芪:黄连:生地黄:鬼箭羽:泽泻=1:1:0.5:1:1:1的比例配药。

【功效】益气养阴,降糖排毒,活血通络。

【主治】糖尿病属阴虚燥热、气阴两亏及气虚血瘀证者。

【制作】将上述药物采取蒸馏、浓缩的提取工艺,制成含生药50%的提取液,再用超声振荡法加3%的氮酮(促透皮吸收剂),装瓶灭菌备用。

【用法】主穴:神阙、章门(左侧)、肾俞、足三里。配穴:脾俞、大肠俞、三阴交。治疗时每次选主穴4个,配穴2个,将10ml药液浸渍于SX-I型糖尿病治疗机电极板布套的接触穴位皮肤的一面,对准已选穴位,固定好电极后,再行开机。电流量宜从小量开始,调至患者能耐受为度,每次30分钟,每日1次，15次为一疗程，间隔1周再行下一疗程。

【注意】皮肤过敏或破溃者忌用。

【出处】中医药学报，1998，13（4）：44。

糖尿病佩戴疗法

该疗法是将芳香性药物研碎后装入小纱布袋内，佩戴在颈项、胸前、腰腹等处，药物有效成分徐徐散发，通过人体嗅觉和呼吸起治疗作用。药物同时对局部穴位起缓和的刺激作用。现举例如下：

【处方】1. 脐部药芯：人参10g，黄连6g，苍术15g，天花粉15g，泽泻30g，荔枝核18g，白芥子10g，干姜6g，艾叶10g，樟脑6g，冰片3g。

2. 腰部药芯：生地黄30g，枸杞子18g，山萸肉15g，牡丹皮12g，泽泻30g，茯苓30g，菟丝子18g，知母10g，樟脑6g，麝香0.3g。

【功能】滋阴清热，强金制木，培土摄精。

【主治】糖尿病。

【制作】将上述处方1及处方2的药物分别研为细末，装入香囊，或放于棉纱布内缝好。

【用法】将处方1的药芯佩戴于脐腹部，处方2的药芯佩戴于腰部肾俞、命门处。昼夜连续佩戴，3个月换一次药芯。

【注意】对中草药过敏者及孕妇忌用。

【出处】中医药学报，1998，13（4）：45。

糖尿病药枕疗法

该疗法是将药物作为枕芯装入枕套，或制成薄型药袋置于普通枕头上，睡时枕用。现举例如下。

【处方】生黄芪、太子参、生地黄、北沙参、石斛、刘寄奴、丹参、赤芍、桃仁、红花、益母草、代赭石、川牛膝各500g，葛根1000g，菊花200g，冰片末20g，磁石500g。

【功效】益气养阴，活血降糖，平衡降压。

【主治】糖尿病并发高血压，气阴两虚，瘀血阻络者。

【制作】先将磁石、代赭石打碎，将冰片除外后的其余药物烘干，共研细末，再兑入冰片末，和匀，装入枕芯，制成药枕。

【用法】每次睡眠时枕用。

【出处】《邱天道临床经验方》。

糖尿病中药外治法的注意事项

·严格消毒，严防感染。

·糖尿病外治所用药物要经过严格消毒，另要避免损伤皮肤，以预防感染。

·及时处理局部皮肤的不良反应。

·糖尿病外治法有时需用一些刺激性较大或辛辣性药物治疗，有时会引起局部皮肤红肿、发痒、灼辣，甚至起疱等不良反应，此时应及时发现，适当处理。

用敷脐疗法时的注意事项

·采取仰卧位，充分暴露脐部，以方便取穴用药，同时要注意保暖，尤其是冬季。

·脐部要严格消毒，一般可用75%乙醇棉球作常规消毒，以防感染。

·用药前要注意有无过敏史，以防产生过敏反应，孕妇应慎用。

·儿童使用敷脐疗法时应加强护理，不能让其用手抓脐部，以防止敷药脱落。同时由于儿童的皮肤稚嫩，敷药时间不宜过长，也不能使用剧毒性药物。

用药浴疗法时的注意事项

· 药浴液需保持适宜的温度,温度过高有可能引起烫伤,尤其是老年人和某些糖尿病引起的并发症对温热感觉迟钝,更应特别注意。但另一方面药浴液需保持一定的温度,过冷会影响疗效,并产生不良刺激。

· 对已溃破的疮疡,使用药浴时要防止再次感染,药浴所用的物品均应注意消毒。

· 某些患者在药浴过程中有可能出现头晕等不适症状,应停止药浴并卧床休息。

· 患者处于过度疲劳或过饥过饱时不宜药浴,以免发生意外。

知识链接
哪些因素会影响糖尿病的疗效?

1. 疾病的类型:1型糖尿病患者,或有严重并发症的患者,一般疗效较差。

2. 病情:病情较轻的患者抗病能力强,对药物比较敏感,服药易见效。病情较重的患者,久病必虚,体质差,抗病能力弱,大多数患者有并发症,对药物可能有抗药性,吸收也较慢,故疗效会较差。

3. 病程:病程在1年以内者,疗效较好;5年以内者次之;5年以上者较差。但这只是相对而言,倘若长期坚持治疗与调理,生活有规律,病情稳定,则即使病情较长,疗效亦会较好。

4. 体质与情志:体质好,情绪稳定者,治疗效果较好;体质差,情绪波动较大,情志不舒,灰心丧气,或抑郁焦虑者,治疗效果较差。

5. 饮食控制:按要求控制饮食,生活规律,遵守饮食的宜忌,则疗效较好;如不控制饮食,生活无规律,不遵守饮食宜忌,则疗效较差。

6. 运动锻炼:经常坚持适度的运动锻炼,则有助于控制血糖,精力较充沛,体质较好,抗病能力较强,可减少并发症的发生,治疗效果会较好;不经常锻炼,体质较差,并发症易出现,治疗效果会较差。

7. 与医务人员配合情况：能主动与医务人员配合，按时用药，听从医嘱，注意养生，劳逸适度，疗效就较好，反之则疗效较差。

糖尿病针灸疗法

针灸治疗是指在中医学理论指导下，运用针刺和灸法以治疗疾病的方法。其中针刺是指运用不同的针具，如毫针、皮肤针、耳针等，通过一定的手法刺激人体穴位或特定部位，或浅或深，以激发经络之气，调节脏腑功能。灸法是指采用艾绒为主，熏灼体表的特定部位或穴位，通过温热刺激来治疗疾病。针刺和灸法都是通过刺激人体的穴位和特定部位，以起到疏通经络、调节脏腑、行气活血的作用，从而达到扶正祛邪、治疗疾病的目的。针灸治疗糖尿病已有较长的历史，国内外都有研究与临床报道。绝大多数是在药物治疗的基础上配合针灸治疗。治疗方法多用针法，而日本则偏重于用灸法。多数报道提到针灸后的血浆胰岛素增高，血液微循环改善，临床症状好转。除了在糖尿病的早、中期可以应用针灸治疗外，某些糖尿病的并发症，如并发心脑血管病、下肢神经炎、视网膜病变等亦可用针灸治疗。当然，早期患者治疗效果会较好，晚期患者疗效会较差。另外，使用针灸治疗一定要注意针灸器具及针灸部位的严格消毒，切忌引起感染。对糖尿病已有皮肤感染或出现痈疽溃疡者，则应慎用。针灸治疗必须由专业中医师来进行。

毫针疗法

毫针刺法是针刺疗法中的一种主要方法。

穴位

脾俞、中脘、肝俞、三焦俞、地机、足三里、三阴交。

操作方法

针刺得气后,用平补平泻法,待出现较强针感后留针20～30分钟,出针前重复运针一次再指压,每日针刺一次,12次为一疗程,每疗程间隔3天。

配穴

·烦渴多饮,口干者加肺俞、意舍、承浆。

·多食易饥,大便秘结者加胃俞、丰隆、阳陵泉、支沟。

·多尿,腰痛,耳鸣,潮热,盗汗者加肾俞、关元、中极、复溜。

·神倦乏力,少气懒言,腹胀腹泻者加胃俞、气海、阴陵泉。

·并发视网膜病变者加太阳、风池、睛明、瞳子。

·并发下肢周围性多发神经炎者加太冲、阳陵泉、丰隆、绝骨、阴陵泉。

·并发心血管病者加曲池、支沟、关元、内关。

·并发中风者,如上肢瘫加肩三针、合谷;面瘫加阳白、地仓、颊车、合谷;语言不利加廉泉、照海、通里。

·并发男性性功能减退,或女性月经不调者加关元、气海、次肾俞、命门。

得气

得气是指毫针刺入穴位后,施针者通过施用捻转提插等手法,使针刺部位产生特殊的感觉和反应,亦称为"针感"。此时施针者会感到针下有沉紧的感觉。患者则会出现酸、麻、胀、重等其中一种或一种以上的感觉。针刺一般需得气才有较好的治疗效果。

注意事项

· 做好针具、医者手指、针刺部位的消毒，以防感染。

· 皮肤有感染、溃疡、瘢痕或肿瘤的部位不宜针刺。

· 常有自发性出血，或损伤后出血不止者不宜针刺。

皮肤针疗法

皮肤针又称梅花针、七星针，是以多支短针集成一束组成，用来叩刺人体体表的一定部位或穴位，具有刺激面广、刺激量均匀、使用方便等优点。

部位

· 任督二脉于胸腹背腰的循行段。

· 足太阳膀胱经在背、腰部的循行段。

· 足阳明胃经、足太阴脾经循行膝关节以下部位。

操作方法

患者取俯卧位，先叩刺督脉、足太阳膀胱经，各叩刺3遍，以局部皮肤潮红、无渗血、患者稍有疼痛感为度。接着取仰卧位，依上法叩刺任脉、足太阴脾经、足阳明胃经。

注意事项

· 皮肤针的针尖必须平齐，无钩。

· 叩刺前针具和叩刺部位均需严格消毒，叩刺时针尖与皮肤必须垂直，弹刺要准确，强度要均匀，避免斜、钩、挑、拖，以减少疼痛及防止出血。

· 局部皮肤有创伤、溃疡、瘢痕形成，有出血倾向者均不宜使用皮肤针叩刺。如有损伤和出血应立即进行清洁消毒，以防感染。

耳针疗法

耳针是在耳郭穴位上用针刺或其他方法刺激来治疗疾病的一种方法。

穴位

肺、胰、脾、胃、肾、膀胱、内分泌、三焦。

操作方法

每次选穴 3~5 个，耳郭常规消毒，找准穴位，快速刺入，小幅度捻转行针，得气后留针 20~30 分钟，每间隔 10 分钟行针一次。隔日治疗一次，10 次为一疗程，相隔 3~5 天后再进行下一疗程。

亦可采用埋针法，将皮内针、镊子、耳穴常规消毒后，将皮内针置于穴位，并用胶布固定。夏天一般留置 1~2 天，冬天留置 3~7 天则更换。亦可用王不留行籽代替皮内针，更为安全，且无疼痛，无不良反应，7 天更换一次，称为压丸法。留置期间，每隔 4 小时左右用手按压埋针或埋丸处 1~2 分钟。5 次为一疗程。

注意事项

· 严格消毒，防止感染。

· 有创面和炎症的部位禁针。

· 针刺后如针孔发红、肿胀应及时涂 2.5% 碘伏，防止化脓性软骨膜炎的发生。

三消

中医学将糖尿病归入"消渴病"的范畴，并根据患者症状及病位的不同，划分为上消、中消与下消，合称为三消。上消以口渴多饮为主，病位主要在肺；中消以多食易饥为主，病位主要在胃；下消以尿频量多为主，病位主要在肾。

灸法

穴位

上消取肺俞、内关、鱼际、少府；中消取足三里、中脘、肝俞、膈俞、脾俞；下消取命门、肾俞、气海、关元、然谷、涌泉。

操作方法

艾炷点燃后隔姜灸，或用艾条悬灸，每穴一般灸15～20分钟，隔日一次，10次为一疗程。

知识链接

针灸治疗糖尿病效果如何？

针灸治疗糖尿病及其并发症的作用有如下几个方面。

（1）可使胰岛素水平升高，胰岛素靶细胞受体功能增强；可加强胰岛素对糖原的合成代谢、氧化酵解和组织利用的功能，从而降低血糖。

（2）可使糖尿病患者血液中甲状腺素含量降低，从而减少对糖代谢的影响，有利于降低血糖。

（3）可使糖尿病患者全血比黏度、血浆比黏度等血流变异常的指标下降，有助于改善微循环障碍，防止血栓形成，减少糖尿病的并发症。

（4）能调整中枢神经系统功能，从而影响胰岛素、甲状腺素、肾上腺素的分泌，有利于纠正糖代谢紊乱。中医学则认为针灸治疗可起到疏通经络、调节脏腑、行气活血的作用，从而达到扶正祛邪、治疗疾病的目的。

由于针灸有以上作用，因此可在药物治疗的基础上配合使用针灸治疗。临床研究亦显示针灸治疗有助于改善糖尿病的病情，可使血浆胰岛素增高，血糖降低，临床症状减轻。一般而言，针灸治疗对非胰岛素依赖型（2型糖尿病）患者的疗效较好，对胰岛素依赖型（1型糖尿病）患者的疗效较差。对早期患者疗效较好，对晚期患者疗效较差。但对并发心脑血管病的患者尤其是脑血管意外后遗症的偏瘫，以及视网膜病变、神经病变、自主神经功能紊乱等均可用针灸进行治疗。

注意事项

体弱患者，灸治时艾炷不宜过大，刺激量不可过强，以防"晕灸"，一旦发生"晕灸"，应及时处理。

糖尿病推拿疗法

推拿又称按摩，属中医学外治法的范畴。它是一种运用各种不同手法作用于人体肌表（经络、穴位、关节、血管、神经等部位）进行刺激，以防治疾病的疗法。该疗法只要掌握得当，则安全有效，适应证多，又经济价廉，简便易行，易学易做，既可以由专业的推拿师进行，亦可以是患者及其家属学习掌握后自行于家中实施。该法配合药物治疗能改善糖尿病患者的症状，减缓病情发展。此外，患者家属为患者按摩，还可以增加双方沟通及交流的机会，有助于培养感情，对患者的心理有良好的影响。下面介绍推拿疗法的作用原理。

糖尿病推拿疗法的作用

疏通经络，调理脏腑

经络是气血运行的通道，内属于脏腑，外络于肢节，将人体各部分有机地联系起来。通过推拿既可疏通经络，调和气血，又可通过经络的传导而调整脏腑的功能，从而消除患者由于经络闭塞、脏腑功能失调而引起的症状。例如糖尿病引起的周围神经病变、心脑血管病变、高血压等。

调和营卫，通利气血

中医学认为营卫气血是人体生命活动的物质基础，只有营卫气血保持平衡，运行正常，才能维持人体正常的生理功能。如果营卫不和，气血失调就会发生疾病。而推拿所产生的良性刺激，可鼓动阳气，调和营卫，推动气血，使疾病向愈。从生理学角度来说，推拿不仅可调节血压、心率、血糖，调节内分泌，还可以调节神经和肌肉，促进局部毛细血管充血、扩张，改善微循环。

健脾和胃，消食导滞

中医学认为饮食内伤，百病丛生。由于脾胃受伤而导致消化功能障碍，气机升降失常，气血生化无源，便会产生各种病症，故又有"脾胃为百病之源"的说法。

糖尿病的发生亦与饮食内伤有密切的关系。推拿疗法通过按、摩、推、拿、揉、擦脾胃脏腑经络的有关穴位与部位，或辅之其他有关的经穴，能健脾和胃，消食导滞，恢复脾胃的正常功能。

扶正祛邪，强身健体

中医学认为人体正气不足是发病的内在因素，而邪气（泛指各种致病因素）是发病的重要条件，正邪相搏，邪胜正负则发病，正胜邪负则病愈。而推拿既可补其不足以扶正，又可畅通其道而驱邪外出，从而有助于疾病的痊愈。

此外，推拿还可以改善体质，增强正气，提高机体的整体素质和抗病能力，既可强身健体，又可防止糖尿病发生感染、痈疽等并发症。

知识链接

糖尿病会遗传吗？

糖尿病确有一定的遗传易感性，有糖尿病家族史者，较易发生糖尿病，但在糖尿病患者的子女中进行糖尿病的预测不一定准确，许多父母无糖尿病的，其子女却得了糖尿病，而父亲/母亲患糖尿病的子女又不一定均有糖尿病。因此，除了遗传因素外，还有后天环境因素的共同作用。一般来讲，1型糖尿病患者约有15%会影响家庭的其他成员，2型糖尿病的遗传影响比例会更高一些，如果父母其中一方患糖尿病，则其任何一位子女发展成糖尿病的可能性为10%~20%；如父母双方均患糖尿病，则子女患病的可能性增加30%~50%。

糖尿病推拿疗法的禁忌

下面这些情况不宜实施推拿疗法

- 各种急性传染病患者。

- 患处有红、肿、热、痛，已诊断为急性炎症和各种化脓性感染及结核性关节炎。
- 已出现痈疽、溃疡、创伤破损的部位及有烧伤、烫伤之处。
- 各种血液病（如血小板减少、白血病、严重贫血等）。
- 各种恶性肿瘤。
- 急性类风湿性脊柱炎。
- 各种急腹症，如胃肠道急性穿孔、急性阑尾炎、腹膜炎等。
- 各种未愈合的骨折及新近的关节全脱位。
- 月经期、妊娠期妇女。

糖尿病推拿疗法的注意事项

- 要注意室内温度适宜，冬季要暖和，夏季要通风，避免患者着凉感冒。
- 推拿前要选择适宜的体位，或坐或卧，躺卧的地方尽量用柔软的东西垫好，同时要预留充分的空间以便于推拿，既要操作方便，又要使患者觉得舒适。
- 推拿前，推拿师需要修剪指甲，洗净双手。
- 冬季要保持双手和暖，以防手冷时接触患者肌肤而引起肌肉紧张，影响治疗效果。
- 患者过饥或过饱，以及餐前餐后 1 小时内不宜推拿。
- 推拿前要解释清楚，使患者消除恐惧紧张，放松肌肉，配合治疗。
- 在推拿时需选用合适的润滑剂，以防擦伤皮肤。
- 穴位推拿，是通过刺激经穴来达到治病和保健目的，故需要准确取穴，否则影响疗效。
- 推拿时，要根据患者的体质、病情和承受能力来决定推拿力度。手法要由轻到重，柔和均匀，持续有力，循序渐进。刚开始时取穴、力度、次数宜由少由轻开始，逐渐增多增强。

·动作要协调、连续，手法要柔和。用力过大、过猛，会使患者尤其是年老体弱者和小儿难以承受，且易损伤肌肤，产生疲劳和疼痛；用力过小，则达不到应有的治疗效果。

·患者接受推拿前，应排净大、小便，推拿时要呼吸自然，肌肉放松。推拿腰腹部时要先宽松腰带。若有微痛感，不必顾虑，随着对手法的适应，痛感会自然消失。

·在推拿过程中，要随时注意观察患者的神态，发现有异常者，如头晕、心慌、休克等，应及时变换手法或中止治疗。可先让患者平卧，头晕者按压风池、百会、涌泉穴；牙关紧闭者，按压合谷穴。反应严重者，经处理无效时，应及时到医院进行诊治。

·糖尿病是慢性病，治疗非一日之功，必须持之以恒，方有成效。

知识链接

糖尿病的治疗应达到什么目标？

糖尿病的治疗必须达到下列目标，才可以认为治疗是有成效的：

·血糖长期接近或保持在正常范围内。

·血脂保持正常。

·血压保持正常。

·体重维持在理想范围内（即接近或达到标准体重）。

·不发生各种急、慢性并发症。如果已有慢性并发症存在，则应阻止或尽可能地延缓其发展。

·通过综合治疗，使糖尿病患者能胜任适当的工作与学习，参加社会活动，享受与正常人一样的优质生活。儿童患者应保证正常的生长发育、顺利完成学业。

糖尿病推拿的基本手法

推法

推法是运用手指、手掌或肘部着力于一定的部位，进行前后、上下或左右推动的手法，用力需先轻后重，逐渐加力。推法的频率一般每分钟为60~120次，开始稍慢，逐渐增快。按推拿师施术手的方式可分为指推法、掌推法、拳推法与肘推法。

指推法适用范围较广，头背、四肢皆可应用，一般多用在头、背、肩部，可单手操作，也可双手同时操作。掌推法可用于胸、腹、背、四肢等部位；拳推法多用于肩背、四肢；肘推法多用于肩背部。

拿法

拿法是用手指提拿肌肉的一种手法，可提拿某一部位的肌肤，也可提拿某一穴位。用拇指和示、中两指或其他四指对称用力，在某一治疗部位上进行一紧一松的拿捏动作。拿法动作要缓和而有连续性，用力要由轻到重，不可骤然用力。此类手法刺激强度较大，患者反应明显，提拿时感觉酸胀，微微作痛，放松后感觉舒展。如提拿后疼痛感不消失，则说明用力太大。每一个部位提拿2~5次即可。拿法多用于肩背、四肢、头部等。

按法

按法是用手指或手掌或肘尖着力，先轻后重，由浅到深地按压身体某一部位或穴位的一种手法。患者感到有一定力度的压迫感或得气后停留一定的时间，再慢慢放松减压。可间断性地一按一松，有节奏地按压。按法可分为拇指按、屈指按、掌根按、掌面按、屈肘按等多种操作方法。按法在临床上常与揉法结合应用，边按边揉。指按法适用于全身各部穴位；掌按法常用于腰背和腹部；肘按法多用于背部、臀部。

摩法

摩法是用并拢的手指指腹或手掌在身体某个部位或穴位上摩动的一种手法。操作时以腕关节连同上臂带动手指或手掌在体表或穴位上按顺、逆时针方向作回旋性摩动。摩法的频率据病情而定，一般慢的每分钟40~70次，快的每分钟100~200次。急摩为泻法，多用于实证。缓摩为补法，多用于虚证。本法刺激轻柔缓和，是胸腹、胁肋部常用手法，也可用于腰背、四肢，并经常在推拿开始、结束及变化手法时应用。

揉法

揉法是用手指或手掌紧贴在身体某些部位或穴位上作轻柔缓和的回旋揉动的手法。该法作用较温和，频率也较慢，每分钟40~80次，一般用单手操作。根据推拿师用力的部位，有指揉法、大鱼际揉法、掌揉法与肘尖揉法等。该法适用于全身各部分。

擦法

擦法是以手掌面、大鱼际或小鱼际部分着力于一定部位上，作前后或左右的直线来回摩擦，使其产生一定的热度。擦法一般可分为掌擦法、鱼际擦法、侧擦法。该法是一种柔和温热的刺激，故具有温经通络、行气活血、消肿止痛、健脾和胃等作用。掌擦法多用于胸胁、腹部、腰背及四肢等部位。

滚法

滚法是用手背在身体上滚动的一种手法。操作时手呈半握拳状，以小鱼际的侧面接触推拿部位或穴位，然后用力按压，一滚一回，使之有节律地滚动，频率为每分钟100~200次。滚动时用力要均匀，滚动的手如吸附在身体上一样，使滚动的压力持续作用于推拿部位，不要发生跳动、打击和摩擦。该法压力较大，接触面广，适用于肩背、腰背、臀部、四肢等肌肉丰厚的部位。

搓法

搓法是用双手掌面夹住肢体，相对用力做快速地来回搓揉动作，并同时上下往来移动。搓法有指搓、鱼际搓、掌面搓之分，多随部位而作出选择。该法适用于四肢、腰背及胁肋，以上肢部最为常用，亦可作为推拿治疗的结束手法。

捶法

捶法是拳击身体的一种方法。操作时双手握拳，肩肘关节放松，以腕发力，由轻而重，由慢而快，或快慢交替进行捶击，动作要协调灵活，着力要有弹性。多用于四肢及腰背部，其作用力较深，可达肌肉、关节和骨骼。重而快捶可使神经兴奋，轻而慢捶可使筋骨舒展。此法根据手形不同，分为握拳捶、直拳捶、侧拳捶3种。

糖尿病不同证型的推拿方法

本方法除了可以由专业医师执行外，患者亦可以在专业中医师的指导下，确定自己属于哪一证型并熟悉了穴位后，按下述方法进行自我推拿。

上消

【症状】心烦口渴，多饮却口干舌燥，兼有尿多，身体消瘦，皮肤干燥。

【穴位】少府、心俞、肺俞、太渊。

【手法】用手指按揉以上穴位，每穴每次按揉5～10分钟，每日1～2次，按压时以穴位酸、胀、麻为度。

中消

【症状】食量倍增，多食而饥，胃中嘈杂，心中烦热，身体消瘦，大便干结，舌质红,舌苔黄燥。

【穴位】内庭、三阴交、脾俞、胃俞。

【手法】同上消。

下消

【症状】小便频数,次数极多,尿量多而黏稠,甚至如膏脂样,口干舌燥,头晕眼花,腰膝酸痛。

【穴位】太溪、太冲、肾俞、关元。

【手法】同上消。

不同证型的推拿穴位(表2)

表2 不同证型的推拿穴位

穴位	归经	位置	主治
少府	手少阴心经	在手掌面,第4、第5掌骨之间,握拳时当小指指尖处	咽干烦渴、心悸、胸痛、小便不利、遗尿、阴痒、阴痛、掌中热、善惊
心俞	足太阳膀胱经	在背部第5胸椎棘突下,旁开1.5寸	惊悸、失眠、健忘、心烦、咳嗽、吐血、梦遗、心痛、胸背痛、热病、癫狂、痫证
肺俞	足太阳膀胱经	在背部第3胸椎棘突下,旁开1.5寸	骨蒸、潮热、盗汗、烦渴、咳嗽、气喘、胸满、背痛、咳血、鼻塞
太渊	手太阴肺经	在腕掌侧横纹桡侧,桡动脉搏动处	烦渴、咳嗽、气喘、咳血、胸痛、咽喉肿痛、手腕痛
内庭	足阳明胃经	在足背第2、第3趾间,趾蹼缘后方赤白肉际处	热病、胃痛、吐酸、齿痛、腹痛、腹胀、痢疾、泄泻、口喎、喉痹、鼻衄、足背肿痛

续表

穴位	归经	位置	主治
三阴交	足太阴脾经	在小腿内侧，足内踝尖上3寸，胫骨内侧缘后方	消渴、腹胀、泄泻、月经不调、带下、难产、遗精、疝气、水肿、遗尿、足痿痹痛、失眠、不孕、高血压、湿疹
脾俞	足太阳膀胱经	在背部第11胸椎棘突下，旁开1.5寸	腹胀、泄泻、呕吐、胃痛、消化不良、水肿、背痛、黄疸
心俞	足太阳膀胱经	在背部第12胸椎棘突下，旁开1.5寸	多食易饥、胃痛、腹胀、呕吐、消化不良、胸胁痛
太溪	足少阴肾经	在足内侧内踝后方，内踝尖与跟腱之间的凹陷处	小便频数、腰痛、头晕、眼花、头痛、咽痛、齿痛、耳鸣、耳聋、消渴、月经不调、失眠、健忘、遗精、内踝肿痛
太冲	足厥阴肝经	在足背侧，第1、第2跖骨底之间凹陷中	头痛、眩晕、目赤肿痛、口喎、胁痛、尿频遗尿、疝气、月经不调、癫痫、小儿惊风、下肢痿痹
肾俞	足太阳膀胱经	在腰部第2腰椎棘突下，旁开1.5寸	尿频遗尿、腰膝酸痛、头晕、耳鸣、耳聋、小便不利，水肿、遗精、阳痿、不孕不育、月经不调、带下、喘咳少气
关元	任脉	在下腹部前正中线上，脐下3寸	小便频数、遗尿、尿闭、泄泻、腹痛、遗精、阳痿、疝气、月经不调、带下、不孕、中风、脱证、虚劳消瘦

糖尿病并发症的推拿方法

除了由专业医师进行推拿外，患者亦可以在专业中医师的指导下，在掌握了穴位的位置后，按下述方法进行自我推拿。

肢体麻木与感觉障碍

· 用手掌在麻木与感觉障碍的地方进行摩、擦、揉、搓，约 5 分钟。

· 在相同的部位用手指轻柔地拿捏挤压麻木的肌肤，约 5 分钟。

· 在相同的部位由下而上捏揉肌肤，约 5 分钟。

· 以上方法每日均做 1～2 次。

视力障碍

· 用双手拇指按揉颈后两侧的风池、天柱穴，1～2 分钟。

· 用双手示指指腹沿双眼上下眶自内向外按压，约 1 分钟。

· 用双手拇指在双眼周围轻轻按压，约 3 分钟。

· 按揉背部正中线两侧的肝俞穴，或仰卧于床上，在肝俞穴处垫压高尔夫球，约 2 分钟。

· 以上方法每日均做 1～2 次。

心脑血管病

用拇指按揉内关、心俞、膻中，每日 1～2 次，每次 5 分钟。

性功能障碍

· 用手掌在下腹部的关元穴处左右摩擦，约 5 分钟。

· 用手掌在腰部的肾俞穴处上下摩擦，约 5 分钟，然后轻捶几下。

· 用拇指按揉足底的涌泉穴和足内踝的太溪穴，约 5 分钟。

· 以上方法每日均做 1～2 次。

糖尿病并发症的推拿穴位（表3）。

表3 糖尿病并发症的推拿穴位

穴位	归经	位置	主治
风池	足少阳胆经	在项部枕骨之下，胸锁乳突肌与斜方肌上端之间的凹陷处，后发际上1寸	头痛、眩晕、目赤肿痛、耳鸣、耳聋、热病、感冒、颈项强痛、癫痫、中风、鼻渊、鼻衄
天柱	足太阳膀胱经	在项部大筋（斜方肌）外缘之后发际凹陷中，约在后发际正中旁开1.3寸	头痛、项强、眩晕、目赤肿痛、视物不清、肩背痛、鼻塞
肝俞	足太阳膀胱经	在背部第9胸椎棘突下，旁开1.5寸	目赤肿痛、视物不清、眩晕、夜盲、黄疸、胁痛、吐血、癫狂、痫证、背痛
内关	手厥阴心包经	在前臂掌侧，腕横纹上2寸，掌长肌腱与桡侧腕屈肌腱之间	心痛、心悸、胸闷、胸痛、胃痛、呕吐、呃逆、热病、眩晕、偏瘫、偏头痛、上肢痹痛、失眠、癫痫
膻中	任脉	在胸部前正中线上，平第4肋间，两乳头连线的中点	胸痛、心悸、咳嗽、气喘、呕吐、噎嗝、乳少
涌泉	足少阴肾经	在足底部，卷足时足前部凹陷处，约在足底第2、第3趾趾缝纹头端与足跟连线的前1/3与后2/3交点上	阳痿、早泄、遗精、尿频、头痛、头晕、便秘、小儿惊风、足心热、昏厥、癫证、月经不调

糖尿病的系列自我推拿法

该方法先从头面部开始，然后到胸腹部、背部、四肢。每日1～2次，每次15～30分钟，并视患者体质情况，时间可增长或缩短，手法要从轻到重，以轻松舒适为度，该系列自我推拿法包括以下方法。

推天法

用拇指或四指并拢，从两眉之间的印堂穴往后推过头顶的百会穴。连续推100～300次，频率为每分钟60次左右。

分顺法

四指并拢，从双眉内侧端的攒竹穴往颞部方向推，然后从耳上转耳后至颈项的风池穴。连续推100～300次，频率为每分钟60次左右。

展翅法

拇指指尖压在风池穴上，其他四指自由摆动摩擦头部。犹如仙鹤展翅。连续做200～300次。频率为每分钟100次左右。

拿顶法

用双手一前一后紧按头的顶部，手腕部用力带动双手颤动。连续做300～500次，频率为每分钟100次以上，速度宜快而有力。

钻法

拇指或中指指尖紧压在某一穴位上，逐渐用力按揉，有如钻石。每次可选用攒竹、太阳、睛明、迎香、风池等头颈部穴位中的2～3个，每穴连续做2～3分钟。

宽胸法

双手平放在胸部正中，往两侧徐徐用力推开，往返推、擦、揉，连续做3～5分钟，往返频率为每分钟60次左右。

腹部环形推拿法

双手平放在腹部，按顺时针方向做环形的摩、擦、揉手法，连续做3～5分钟，回旋频率为每分钟60次左右。

上肢回推法

一只手放在另一只手臂的内侧,从手腕部起往上推至腋部,连续做 3~5 分钟,每分钟 60~100 次。

下肢回推法

双手从大腿内侧根部往下推到脚踝部,然后再从脚后跟部往上回推,连续做 3~5 分钟,每分钟来回频率为 50~60 次。

按足三里法

用双手的拇指指尖,按在下肢足三里穴上,徐徐用力按揉至有得气感,持续 1~3 分钟。

糖尿病自我推拿法的常用穴位(表4)

表 4 糖尿病自我推拿法的常用穴位

穴位	归经	位置	主治
印堂	经外奇穴	在额部两眉头的中间	头痛、眩晕、鼻衄、鼻渊、失眠、小儿惊风
百会	督脉	在头部前发际正中直上5寸,或两耳尖连线的中点处	头痛、眩晕、中风失语、癫狂、脱肛、泄泻、阴挺、健忘、不寐
攒竹	足太阳膀胱经	在面部眉毛内侧端凹陷处	前额痛、眉棱骨痛、目眩、目视不明、目赤肿痛、近视、面瘫
太阳	经外奇穴	在颞部,当眉梢与目外眦之间,向后约1横指的凹陷处	头痛、目疾
睛明	足太阳膀胱经	在面部,目内眦角稍上方凹陷处	目赤肿痛、迎风流泪、目视不明、近视、夜盲、胬肉攀睛、目翳

续表

穴位	归经	位置	主治
迎香	手阳明大肠经	在鼻翼外缘中点旁,当鼻唇沟中	鼻塞不通、口㖞、鼻衄、面痒、鼻息肉
足三里	足阳明胃经	在小腿前外侧,当犊鼻穴下3寸,距胫骨前缘1横指	胃痛、呕吐、腹胀、泄泻、便秘、痢疾、消化不良、下肢痿痹、中风、脚气、水肿、下肢不遂、心悸、气短、癥积、癫狂、虚劳、消瘦

为什么现在儿童和青少年糖尿病的患病率上升?

近年对糖尿病流行现状的调查发现糖尿病的发病年龄年轻化;子代发病年龄低于父母;儿童和青少年糖尿病的患病率迅速增加,其原因主要有以下几个方面:

1. 与饮食结构有关。由于偏食、贪食、嗜食与饮料等而过量摄入糖、脂肪,使人体代谢失常。

2. 饮食量增大,活动量减少,肥胖的青少年增多。

3. 食品中的附带物质,如色素、其他添加剂、保鲜剂等在一定程度上会损伤、影响人体细胞的正常生长代谢。

4. 由于多种原因使机体免疫力下降,致病微生物侵犯,以致损害胰脏细胞而形成糖尿病。

糖尿病的中西医结合治疗

西医对糖尿病的治疗有口服降糖药及胰岛素注射剂,口服药主要用于治疗2型糖尿病,对多数患者均有肯定的疗效,但亦有较多的副作用,如恶心、呕吐、腹泻、食欲减退、低血糖反应等,并有一些情况不宜用口服降糖药,如肝、肾功能不好,心脏衰弱、孕妇,某些手术前后,对药物过敏,以及有明显视力下降的糖尿病患者等。而胰岛素则不能口服,需注射给药,主要用于治疗1型糖尿病,以及口服降糖药疗效不佳,或病情较重,有各种并发症出现者。

中医学治疗糖尿病(即消渴病)已有悠久的历史,积累了较丰富的经验,并有整体治疗、辨证论治的特色。通过对人体的阴阳气血、脏腑功能进行调整,使其接近或达到相对平衡,从而改善病情,缓解症状,提高患者的生存质量。临床和实验研究亦显示天然的中草药不仅极少副作用,还可以控制血糖。中医学治疗糖尿病的方法除了中药内治与外治外,还有针灸、推拿、气功、药膳等。实践证明中西医结合,对治疗本病有较好的互补性。

中西医结合治疗糖尿病的优势

早期2型糖尿病患者或有西药禁忌证的患者,可使用中医治疗方法进行综合治疗。2型糖尿病为非胰岛素依赖型,早期患者大多身体肥胖,已到中年,这部分患者的胰脏还具有分泌胰岛素的能力,如病情不太严重,可选择中医综合治疗方法,包括中药内治与外治、针灸推拿、练习气功、饮食和运动疗法。这些疗法副作用极少,患者容易接受,因而有利于尽早治疗,以提高疗效与减少并发症的发生。对已经应用西药的患者,中医治疗可提高西药的疗效,有助于使用最少的西药剂量而又能有效地控制血糖。

知识链接
如何做糖尿病的自我监测？

糖尿病是一种长期存在的慢性病，为了了解和控制自己的病情，糖尿病患者必须学会自我监测。最简单的方法是尿糖测定，目前常用的是尿糖试纸法，只需将试纸条测试端浸入尿液中约2秒后取出，在1分钟内与标准色板对照观察颜色就可得出结果。为了全面观察全天的尿糖变化，患者最好分别留取早晨、中午、下午、晚上的尿测定尿糖，以了解每一时段的饮食控制情况及降糖药剂量是否足够。

除了尿糖的监测，还要进行血糖的检查。可使用血糖仪自行取血检测。如果没有血糖仪则需定期到医院抽血检查。除了检查空腹血糖，还要测定餐后2小时血糖，这样专业医师才能较全面地了解病情及用药的疗效。由于血糖水平受饮食、活动强度和用药的影响，所以经常有变化，而我们进行的空腹或餐后血糖的检查只代表当时那一刻的血糖水平，不能反映整体情况，故我们还需进行糖化血红蛋化的检查，以了解最近1~2个月的血糖综合控制情况。

又因为糖尿病可影响多个系统与器官，引起多种并发症，为了尽早预防，或尽早发现，尽早治疗，我们还要定期进行血压、血脂、尿蛋白、眼底、心电图、肾功能等的检查。

中医治疗可预防与减少西药的副作用。最常用的中药治疗通常使用中药复方，而中药复方由多味药物组成，在辨病辨证施治的同时还可兼顾预防与减少西药的副作用。另外，中医治疗还有针灸、推拿、气功、药膳、运动等方法，亦可以根据西药副作用出现的情况来适当选用。

中医治疗有利于患者减缓病情，全面达标。部分糖尿病有逐渐加重的趋势，中医治疗对延缓病情发展有一定的作用，临床与实验研究亦显示，中医药在预防和治疗糖尿病的并发症方面有其优势。中医治疗可较全面地照顾血糖、血脂、血压、体重等指标,而由于其副作用极少,亦有利于患者坚持治疗,不至于半途而废。

中医治疗可增强体质,增强抗病能力,减少糖尿病患者感染的机会,并能在改善饮食、睡眠、体力、精神状态等方面有整体的效果,从而使患者有较好的生活质量。

糖尿病中西医结合治疗的注意事项

如果患者在使用中药前,已使用西医降糖药或注射胰岛素,则不能因为使用中药而停用以前的西医降糖药或胰岛素,只能在专业医师的指导下,根据血糖的情况决定是否逐渐减量。即使可以逐渐减量,也不能一下子减得太多,而是要小量、逐渐减少,在减量的过程中,要使血糖不至于上升。有部分患者不能完全停用西药。至于饮食与体重的控制及适量的运动则是终身都要实行的疗法。

知识链接
2型糖尿病患者如何选择使用口服降糖西药治疗?

2型糖尿病患者宜尽早求诊,由专业医师根据患者的病情来决定选用哪一种口服降糖西药,不宜自行选用降糖药物。使用口服降糖药后要按医嘱定时服用,不宜自行停药。

起初服降糖西药,可能会有泄泻、头晕、作呕、头痛等短暂性反应,当身体适应一段时间后,以上情况一般会逐渐消失,若情况持续或日趋严重,则需请专业医师诊治。若有低血糖症状出现,可进食饮品或食物,如果汁、蜜糖或葡萄糖等,并要将发生低血糖的时间、次数及时记录下来,复诊时告知专业医师,以便调校药量。

另外宜自我定期监测及记录血糖或尿糖，以供专业医师参考和了解病情，方便调校治疗糖尿病药物的分量。如服药无效，则需注射胰岛素。

一般患者对中西药可否同时服用存有疑问，其实中西药合用产生的反应视疾病及药物本身的药理作用而定，有些中西药的相互作用会降低药效或产生有害物质，的确不适宜合用。但亦有些中西药合用能互补不足，不产生有害物质，治病时能提高疗效。所以患者无论向西医或中医求诊时，均应将正在服用中药或西药的情况告诉主诊医师，同时尽量避免同一时段内服用中药和西药，一般将中药、西药服用的时间相隔3小时以上是比较安全的。

案例分析

重视早期治疗的王先生

起病诱因

王先生是一位中年人，从事管理工作，负责公司的一个部门。公司从事进出口生意，面对市场的变化需随时做出调整，除了自己要亲自处理业务上的具体事宜外，还要安排协调督促自己部门下属的工作，向老板汇报业绩，所以王先生称自己为公司的"夹心"阶层，即使收工后仍记挂着公司的事，导致睡眠欠佳，精神不振。初诊时，王先生是以睡眠欠佳为主诉，希望服用中药以改善睡眠质量。经过中药治疗后，王先生的睡眠情况明显改善。由于工作关系，王先生经常陪客人出外就餐，食物难免偏于油腻，进食量也经常偏多，有时还会有饭后甜品，但就是抽不出时间进行运动，因此体形日渐偏于肥胖。经过一段时间，王先生陪伴其太太来就诊时，我们发觉王先生已逐渐"发福"，尤其是肚腩较大，询问他的情况，还未见有特别的不适，仅仅有时会觉得口干，活动后有时容易疲劳，晚上睡觉后有时需起床小便。鉴于其工作生活情况,又人过中年,缺乏运动,肥胖而有明显的肚腩,因此提议罗先生要尽快做身体检查,尤其是糖尿病方面的检查,王先生很快就做了检查,结果是空腹血糖、餐后2小时血糖及糖化血红蛋白均偏高,而血压、血脂、肝肾功能、心电图等指标仍然正常。

早期治疗

虽然检查结果显示王先生仅是糖尿病早期,但王先生仍非常重视,他明白"病从浅中医"的道理。由于王先生及太太在多年前已开始用中药帮助解决健康上的问题,觉得中药应用得当则既有疗效,又无毒副作用,所以决定使用中药来解决早期糖尿病的问题。我们根据王先生的要求,通过望、闻、问、切收集了王先生的病情资料后,运用中医学辨证论治的方法,开出中药的处方及药膳方给王先生,中药处方每日1剂,复渣再煎,每日2次;药膳方用于煲汤,1周2次。服药2周后,中药处方仍复渣再煎,但改为一剂药分二日服,1日饮1次。在用药治疗的同时,还叮嘱王先生要注意饮食,忌肥甘厚味的食物,戒烟戒酒,增加富含纤维素的食物,并适当运动,避免情绪过度波动,舒缓工作压力。

积极配合,初享成果

"由于对中药有信心,所以我都会按医嘱服用中药,家人也很支持我的治疗,每天给我煲中药,如要外出公干,我亦会按处方配成颗粒剂随身携带,用开水冲服。饮食亦会注意,尽量减少不必要的出外应酬,按要求挑选食物。工作时小事不再执着,多放手让下属发挥,收工后就督促自己放下心中的烦恼及日常事务。至于运动时间不够,则利用上下班时提前一站下车,步行到公司及回家。"王先生说。经过一段时间的治疗,尤其是王先生自己的积极配合,复查结果显示其各项血糖指标均已恢复正常。王先生亦感觉到精神体力较前改善,口干及夜尿均消失,肚腩亦较前缩小。而王先生也知道糖尿病需坚持治疗,包括药物治疗、饮食治疗与运动治疗,不能掉以轻心、半途而废。

三

糖尿病并发症的治疗

糖尿病高血压

糖尿病与高血压关系十分密切，大量研究资料表明，糖尿病患者的血压明显高于非糖尿病者，它对人体的危害会随着时间的推移及病情的发展逐渐显露出来，逐渐从无症状演变成动脉硬化、脑血栓形成、脑出血、冠心病、糖尿病眼病、糖尿病肾病等。因此，防治高血压刻不容缓，不可疏忽大意。中医治疗糖尿病高血压主要用中药、针灸治疗，还可配合推拿、气功、药膳、饮食、运动疗法等。现以中药内服与足浴及针灸疗法为例，举例如下。

糖尿病高血压的中药内服疗法

主要采用辨证论治的方法，该病常见的证型及治则、方药如下。

肝阳上亢型

治以平肝潜阳，用天麻钩藤饮加减（天麻、钩藤、益母草、茯神、生石决明、黄芩、栀子、牛膝、杜仲、续断、桑寄生、首乌藤）。

阴虚火旺型

治以滋阴降火，平肝降压，用知柏地黄汤加减（知母、黄柏、熟地黄、山萸肉、淮山药、茯苓、牡丹皮、泽泻）。

痰湿内蕴型

治以化痰除湿，用半夏白术天麻汤加减（制半夏、白术、天麻、陈皮、茯苓、甘草、生姜、大枣）。

脾肾两虚型

治以健脾补肾，升清降浊，用脾肾两助汤加减（生黄芪、淮山药、白术、陈皮、茯苓、党参、杜仲、川续断、桑寄生、生甘草）。

糖尿病高血压的针灸疗法

肝阳上亢型

针刺风池穴，用平补平泻法；针刺合谷、太冲穴，用泻法。

阴虚火旺型

针刺太溪穴，用补法；针刺太冲、涌泉穴，用泻法。

痰湿内蕴型

针刺内关、丰隆穴，用泻法。

知识链接

为什么糖尿病患者容易发生高血压？

大量研究资料表明，糖尿病患者的血压明显高于非糖尿病患者，美国约有250万名糖尿病患者同时患有高血压，糖尿病患者高血压的患病率是一般人群的2~4倍。糖尿病患者容易发生高血压的原因主要有以下几种。

- 糖尿病可致脂质代谢紊乱，脂质沉积于血管壁导致动脉硬化。
- 糖尿病患者可反复或长期存在"肾素－血管紧张素－醛固酮"系统活跃。
- 糖尿病患者可见肾上腺素和去甲肾上腺素的浓度增加，对去甲肾上腺素的加压反应增强。
- 2型糖尿病患者中的高胰岛素血症和1型糖尿病患者使用的外源性胰岛素均可促进水钠潴留。
- 糖尿病患者中存在的胰岛素抵抗可使细胞内钙离子增加，导致血管平滑肌对加压物质反应性增强，同时钠离子和氢离子交换增加，引起血管平滑肌细胞增殖，使血管腔狭窄。
- 糖尿病患者如已有肾脏病变，则可导致高血压。
- 糖尿病患者可见血液黏稠度增加，血管壁功能障碍，血小板功能异常等。

以上因素均可在糖尿病并发高血压的机制中起作用，亦有部分的糖尿病患者在发病前就已有高血压。

糖尿病高血压的足浴疗法

磁石、石决明各45g，黄芪、牡丹皮、桑白皮、丹参、白芍、何首乌、牛膝、豨莶草、槐花各25g，当归、菊花各15g，加适量水煎煮30分钟，煮得药液2000～2500ml，倒入脚盆内，待药液稍温，先用干净毛巾蘸药液擦洗双脚数分钟，温度适宜时再将双脚浸泡在药液中20～30分钟。每剂药可复渣再煎，每日足浴1～2次，足浴后宜卧床休息1～2小时。

糖尿病冠心病

有资料报道,糖尿病患者并发心血管病的机会是正常人的 3～4 倍。而这些心血管病大多数是冠心病。糖尿病患者中因冠心病而死亡的占相当大的比例。因此积极防治糖尿病冠心病是十分必要的。中医治疗此病可以用多种方法进行综合治疗。

知识链接

为什么说糖尿病冠心病的发病率高于非糖尿病患者?

在糖尿病患者中,冠心病发病率较高的原因主要有以下几种。

1. 糖尿病可引起脂质代谢紊乱,导致高脂血症和高胆固醇血症,并容易沉积于血管壁而造成大血管和小血管硬化,如冠状动脉硬化阻塞则可导致冠心病。

2. 糖尿病患者的纤维蛋白溶解功能降低,血小板凝集功能增强,纤维蛋白原升高,使血栓容易形成;再加上高脂血症、高血糖使血液黏稠度增高,流动迟缓;过量的血糖与血浆蛋白结合而成的糖蛋白和代谢不完全的脂类物质均可沉积于心血管。

以上因素均可促使动脉粥样硬化,血栓在动脉粥样硬化的斑块上形成而堵塞血管,包括堵塞负责心脏供血的冠状动脉,从而引起冠状动脉粥样硬化性心脏病(简称冠心病)。

糖尿病冠心病的中药内服疗法

该病常见的证型及治则、方药如下。

心血瘀阻型

治以活血化瘀，通脉止痛，用血府逐瘀汤加减（当归、赤芍、川芎、桃仁、红花、生地黄、牛膝、柴胡、桔梗、甘草、枳壳）。

痰浊内阻型

治以通阳泄浊，豁痰宣痹，用瓜蒌薤白半夏汤加减（瓜蒌、薤白、制半夏、石菖蒲、枳壳、陈皮、郁金）。

寒凝心脉型

治以辛温散寒，宣通心阳，用枳实薤白桂枝汤加减（枳实、薤白、桂枝、瓜蒌、丹参、檀香）。

气阴两虚型

治以益气养阴，活血通络，用生脉散合人参营养汤加减（人参、黄芪、白术、茯苓、甘草、地黄、麦冬、当归、白芍、五味子）。

心肾阴虚型

治以滋阴益肾，养心和络，用天王补心丹加减（柏子仁、麦冬、天冬、当归、丹参、生地黄、茯苓、玄参、酸枣仁、人参）。

心肾阳虚型

治以益气壮阳，温络止痛，用参附汤合右归饮加减（人参、制附子、桂枝、熟地黄、山茱萸、枸杞子、杜仲）。

糖尿病冠心病的针灸疗法

毫针刺曲池、合谷、内关、足三里、三阴交，用平补平泻法。耳针取心、小肠、交感、肾、神门、皮质下、肾上腺穴，每次选3～5穴，针刺或埋针，或用王不留行籽贴压上述耳穴。艾灸膻中、天井穴，每次每穴20分钟，适用于阳虚型者。

知识链接

针刺补泻

针刺补泻是指在针刺的过程中，为了激发经气以补益正气，或疏泄病邪而采用的不同手法。根据在针刺时捻转、提插、疾徐、迎随、开阖等手法的不同而分为补法、泻法与平补平泻法，分别治疗虚证、实证与虚实夹杂证等。

糖尿病冠心病的推拿疗法

患者俯卧，医者用手掌揉按后背部15～20次，点按心俞、神堂、大杼、风门穴。患者转为仰卧，医者用手掌自胸部向上，经肩前至上肢内侧做推法5～7次，然后点按巨阙、膻中、郄门、内关、神门穴。患者平时可自行按压内关穴，每日2～3次，每次5分钟。

糖尿病冠心病的敷脐疗法

西洋参8g，黄芪30g，丹参20g，麦冬10g，五味子10g，降香10g，郁金15g。

将上药混合研为细末，每次取药末5～10g，可加少许低度白酒调匀，撒布于神阙穴（即脐部），盖以纱布，用胶布固定，每日换药一次。

糖尿病脑血栓

糖尿病引起的脑血管意外以脑血栓较为多见,以眩晕、口眼㖞斜、半身不遂、语言不利为主症,可反复发作。中医通常将其归入"中风"的范畴,将其分为无神志改变的中经络和神志不清的中脏腑两类型及其后遗症来进行治疗。治疗方法主要有中药、针灸、推拿等。

糖尿病脑血栓的中药内服疗法

中经络

治以滋阴潜阳,息风通络。用镇肝息风汤加减(白芍、玄参、天冬、龙骨、牡蛎、龟甲、代赭石、牛膝、天麻、钩藤、菊花)。

中脏腑

分闭证与脱证。闭证中的阳闭证治以清肝息风,辛凉开窍。先灌服(或用鼻饲)至宝丹或安宫牛黄丸,并用羚羊角汤加减煎服(羚羊角、菊花、夏枯草、蝉蜕、龟甲、白芍、石决明、牡丹皮、生地黄)。阴闭证治以豁痰息风,辛温开窍。急用苏合香丸温开水化开灌服(或鼻饲),并用涤痰汤加减煎服(制半夏、橘红、茯苓、竹茹、石菖蒲、胆南星、枳实)。脱证治以益气回阳,救阴固脱。立即用大剂参附汤合生脉散(人参、麦冬、五味子、附子)。

后遗症

中风患者经过救治,神志清醒后,多留有后遗症,如半身不遂、言语不利、口眼㖞斜等。此时要抓紧时机,积极治疗。

半身不遂:如属气虚血滞,脉络瘀阻者,治宜补气活血,通经活络,用补阳还五汤加减（黄芪、桃仁、红花、当归尾、赤芍、地龙、川芎）；如属肝阳上亢，脉络瘀阻，治宜平肝潜阳，息风通络，用镇肝熄风汤或天麻钩藤饮加减。

知识链接
闭证与脱证

"中风"病的"中脏腑"可分为闭证与脱证。闭证的主要症状是突然昏仆，不省人事，牙关紧闭，口噤不开，两手握固，大、小便闭，肢体强痉。如同时有热象，如见面赤身热，气粗口臭，躁扰不宁，痰涎壅盛，舌苔黄，则称为阳闭。如无热象，另见面白唇暗，静卧不烦、四肢不温，舌苔白，则称为阴闭。闭证以邪实内闭为主，属实证，急宜祛邪。

中风的脱证是指患者突然昏仆，不省人事，目合口张，鼻鼾息微，手撒肢冷，汗多，大、小便自遗，肢体软瘫，舌萎，脉细弱或脉微欲绝。脱证以阳气欲脱为主，属虚证，急宜扶正。

语言不利：如属风痰阻络，治宜祛风除痰，宣窍通络，用解语丹加减（天麻、全蝎、胆南星、远志、石菖蒲、木香、羌活）；如属肾虚精亏，治宜滋阴补肾利窍，用地黄饮子加减（生地黄、巴戟天、山萸肉、石斛、肉苁蓉、五味子、茯苓、麦冬、石菖蒲、远志、大枣、薄荷）；如属肝阳上亢，痰邪阻窍，治宜平肝潜阳，化痰开窍，用天麻钩藤饮或镇肝息风汤加石菖蒲、远志、胆南星、天竺黄。

口眼㖞斜：治宜祛风，除痰，通络，用牵正散加减（制白附子、僵蚕、全蝎）。

中风

中风又名卒中。是以猝然昏仆,不省人事,伴口眼㖞斜,半身不遂,言语不利,或不经昏仆而仅以㖞僻不遂为主症的一种疾病。临床上常将其分为中经络和中脏腑两大类。中经络一般无神志改变而病轻;中脏腑常有神志不清而病重。西医学的脑血管意外,如脑血栓、脑梗死、脑出血等均属中风的范畴。

糖尿病脑血栓的针灸疗法

毫针刺法

上肢偏瘫,取患侧上肢的肩髃、曲池、外关、合谷穴;下肢偏瘫,取患侧下肢的环跳、阳陵泉、足三里、解溪、昆仑、太冲、隐白穴;口眼㖞斜,取患侧太阳、颧髎、颊车、地仓、合谷穴;语言不利,取哑门、廉泉、通里、合谷穴,以上穴位均用毫针刺,用平补平泻手法,每日或隔日一次,每次20～30分钟。

头针疗法

一般隔日一次,取头皮"顶颞前斜线、顶旁1线、顶旁2线",用长1.5～2寸毫针,针与头皮呈30°夹角快速刺入头皮下,快速捻转2～3分钟,每次留针30分钟,留针期间反复捻转2～3次。

耳针疗法

取耳穴的脑点、皮质下、肝、三焦,毫针刺,中等刺激强度,每日1次。如有偏瘫加取瘫痪部位相应穴,语言不利加心、肝穴,吞咽困难加口、咽喉穴，隔日刺一次，每次留针30分钟，亦可用王不留行籽贴压上述耳穴。

灸疗法

对已出现后遗症，病情较久者，可取神阙、关元、足三里、肾俞、曲池、气海、风池、合谷、肩髃、风市、阳陵泉、环跳穴，每次选用4～5个穴位，每穴每次灸10～20分钟，每日或隔日一次。

糖尿病脑血栓的熏洗疗法

取黄芪、天花粉各30g，赤芍、淫羊藿各15g，地龙、土鳖虫各9g，桃仁6g，红花10g，苍术12g，水蛭3g，加水5000ml，煮沸15～20分钟后，先熏手足，待药液温度降至40～50摄氏度，再将手足浸泡于药液中30分钟，每日1～2次，每剂药可复渣再煎，连用2～3天。

糖尿病脑血栓的推拿疗法

推头部

患者取半卧位或坐位，先用拇指推整个头部，然后着重用拇指推病侧头部，同时多推百会穴，并从百会穴横行推至耳郭上方，往返数次，以微有胀痛感为宜，最后用掌根揉病侧头部，并多揉风池穴。如有口眼㖞斜，需用拇指推一侧的太阳、听宫、听会、地仓，同时用掌根轻揉痉挛一侧的面颊部。

推上肢

半卧或坐位，用拇指推肩井、肩贞、肩髃等穴，然后用五指拿捏肩部，并沿三角肌、肱二头肌、肱三头肌肌腹捏到肘部，再用点按法取曲池、尺泽、手三里穴，使之得气，继而拿捏前臂肌肉，并捻转各手指，最后用两手搓动整个上肢。

推下肢

患者取侧卧位,患侧在上,先用拇指推腰部肾俞穴,深推环跳穴。再用双手推大小腿部,上下来回数遍,然后点按委中、承山、太溪、昆仑等穴,使之得气,然后患者改为仰卧位,用双手推大腿肌肉,最后揉捏小腿至足部和各脚趾。

知识链接
为什么糖尿病患者易发生脑血管意外?

糖尿病的脑血管意外主要为脑血栓,形成脑出血者较少。

糖尿病患者容易发生脑血管意外是由于其动脉粥样硬化的发生率高,发病早,病变亦较重,而动脉硬化是脑血管病最基础的病理变化。

至于其易发生脑血栓则是由于其血液黏度增高,红细胞集聚增强,血小板对血管壁的黏附或血小板相互间的凝集功能增强等原因所造成的。中医学可以用活血化瘀的方法去预防和治疗脑血栓。而脑出血的发生则与糖尿病患者常合并有高血压,以及糖尿病会严重损害血管等有关。

糖尿病视网膜病变

糖尿病眼病包括视网膜病变、白内障、视神经病变、眼肌麻痹、青光眼、虹膜病变等,其中以视网膜病变最为多见,也是致盲的主要原因。

据有关资料统计,病程10年者约50%有视网膜病变,病程15年以上者,有80%有视网膜病变,病情越重,年龄越大,发病的机会相对增加。

中医学较早期就已经有"消渴久病可致盲"的记载，并有较丰富的治疗经验。而由于一般认为视网膜病变的产生是与糖尿病引起的微循环障碍有关，中医学认为是血脉涩滞，瘀血痹阻，并有相当多可改善微循环的方药与方法，活血化瘀是中医学防治本病的一种常用方法。

因此尽早使用及坚持使用中医学方法对预防与治疗糖尿病视网膜病变有积极的作用。

知识链接
为什么说糖尿病视网膜病变是糖尿病的危险阶段？

糖尿病并发眼病较多，有白内障、屈光不正、青光眼等，而视网膜病变是其中最常见且严重的并发症，常造成视力减退甚至失明，对患者的健康造成较大危害。其次，视网膜病变的发生与糖尿病的病程有密切的关系，病程越长，发病率越高。

有统计显示，病程在10年者，50%出现该病变；病程在15年以上者，达80%的患者出现该病变。另外，糖尿病病情越重，年龄越大，视网膜病变的发病机会则相应增加。所以，不论是从视网膜病变的危害性去看，还是从患病时间的长短、病情的严重性去看，出现该项病变都说明了糖尿病已发展到一个较危险的阶段，必须加以高度重视，予以积极的治疗。

糖尿病视网膜病变的中药内服疗法

阴虚燥热型

治以滋阴清热，泻火明目。用一贯煎加减（沙参、麦冬、枸杞子、当归、生地黄、桑叶、菊花、丹参）。

气阴两虚型

治以益气养阴,活血明目。用四君子汤合杞菊地黄丸加减(太子参、白术、茯苓、甘草、枸杞子、菊花、熟地黄、山萸肉、淮山药、牡丹皮、泽泻)。

脾肾两虚型

治以温阳益阴,健脾补肾。用金匮肾气丸加减(制附子、肉桂、干地黄、山萸肉、淮山药、茯苓、牡丹皮、泽泻、元参、丹参、葛根、菊花)。

痰湿瘀阻型

治以健脾和胃,化痰散瘀。用温胆汤加减(制半夏、竹茹、白术、枳实、茯苓、陈皮、丹参、葛根、谷精草)。

糖尿病视网膜病变的针灸疗法

体针疗法

取承泣、睛明、合谷、隐白、脾俞、足三里穴,用毫针刺,用平补平泻法,不留针,每日1次,每次5~10分钟。

耳针疗法

取耳穴之心、肝、脾、肾、内分泌、神门、眼,用毫针刺,留针5~10分钟,或用王不留行籽贴压上述耳穴,每日自行按压3~5次,3~7日更换一次。

艾灸疗法

取脑户、悬枢、阴谷、太白、章门,用艾条悬灸,每次5分钟,每日1次。

糖尿病肾病

糖尿病肾病是糖尿病常见的慢性并发症,也是糖尿病患者主要的死亡原因之一。该病早期表现为尿中排出微量蛋白,继之逐渐增多,最后发展成慢性肾功能不全、肾衰竭。在美国,因肾衰竭而需进行透析(洗肾)或肾移植的患者中,由糖尿病引起者占25%~30%。中医学历来重视对肾病的防治。中医的观念认为,肾脏是一个非常重要的脏器,肾为先天之本,任何疾病一旦涉及肾脏,就已相当严重,并会导致人体全面的虚衰,因此,历代中医学家都十分重视对肾病的研究,在肾病的治疗上积累了相当丰富的经验。

知识链接 如何早期发现糖尿病肾病?

糖尿病肾病是糖尿病的并发症之一,是引起肾衰竭的主要原因,当患者出现糖尿病肾病时,多为预后不良的征象,它与心脏病、脑血管病同为糖尿病的主要死亡原因,为了有效防治糖尿病肾病,使其获得康复,该病的早期发现与早期诊断尤为重要。

要早期诊断糖尿病肾病,就要定期到专业医师处就诊,尽早选择适当的相关检查,包括肾脏超声波检查,24小时尿检查白蛋白的排出量与排泄率,运动激发试验检查尿蛋白,尿转铁蛋白排泄率测定,尿液免疫球蛋白(IgG_4)排量测定等,必要时可做肾穿刺病理检查。

糖尿病肾病的中药内服疗法

该病常见的证型及治则、方药如下。

湿热蕴阻型

治以清化湿热，宣通三焦。用三仁汤加减（杏仁、薏苡仁、白蔻仁、厚朴、制半夏、淡竹叶、滑石、通草）。

气阴两虚型

治以益气养阴，健脾补肾。用慎柔养真汤加减（党参、黄芪、淮山药、茯苓、猪苓、白扁豆、白芍、丹参、墨旱莲、葛根）。

阴阳两虚型

治以益阴壮阳，化气行水。用金匮肾气丸加减。

脾肾虚衰，湿瘀蕴毒型

治以补益脾肾，解毒化瘀。用香砂六君子汤加减（木香、砂仁、党参、白术、茯苓、陈皮、甘草、菟丝子、益母草）。

糖尿病肾病的敷脐疗法

人参、五味子各10g，麦冬20g，桂枝6g，猪苓、茯苓、葶苈子、丹参各30g，泽泻15g，鬼箭羽18g，水蛭6g，共研细末，用黄酒调成糊状，敷于脐部，外用纱块胶布固定。每2天换药一次，每10次为一疗程。孕妇忌贴。

糖尿病肾病的针灸疗法

体针疗法

取肾俞、膀胱俞、三阴交、中极、阴陵泉，毫针刺，用平补平泻手法，每日或隔日一次，每次留针20~30分钟。

耳针疗法

取肾、膀胱、脑点、交感、脾、内分泌、皮质下、三焦,每次选取3～5个耳穴,埋针2～3天,间隔1天,再行第2次,两耳同时施用,5次为一疗程。

糖尿病足

糖尿病足又称糖尿病下肢血管病,是指糖尿病患者由于血管硬化及微血栓形成,致使血流不畅,肢体缺血甚至坏死的一种疾病。同时多伴有神经病变,使足部感觉降低,易致损伤、溃疡或并发感染。以下肢末端疼痛、发炎、溃疡、坏疽为特征,好发于50岁以上的患者。

糖尿病足严重者需截肢,据报道,在欧美国家非创伤性截肢的患者中,1/3～1/2为糖尿病足,故该病是糖尿病重要的并发症之一,又是导致患者丧失生活、工作能力的主要原因。

知识链接
如何预防糖尿病患者的足感染?

有资料显示,在所有住院的糖尿病患者中,有20%的患者是因为足感染及其并发症而住院的。糖尿病患者因足感染而截肢者,占所有非外伤性截肢的25%～50%,因足感染引起的败血症而致命的亦时有所见。因此,预防糖尿病足感染是非常重要的。预防措施如下。

· 适度的体育锻炼,运动时应避免损伤,并使用适当的鞋具,以免太紧或太硬而造成擦伤。

・坚持每天按摩足底及下肢，动作要轻柔，以促进下肢血液循环，改善足部营养状况，增加足部的抗病能力。

・经常保持双足清洁、干燥，每天用温水洗脚，并小心擦干。

・勤剪趾甲，勤换洗袜子。

・不擅自用刀削角化的脚皮，不用手撕脚皮。

・积极防治足癣，足癣瘙痒时不得用手指用力抓擦止痒。可外涂癣药膏或用中药外洗。

糖尿病足属中医学之消渴病并发"脉痹""脱疽"的范畴，在历代的中医学文献中均有对该病表现及治疗方法的记载。

近年的研究亦证实中医药治疗对糖尿病足确有疗效。在我国，一些中医中药研究机构近年来用中药治疗已被诊断需截肢的严重的糖尿病足患者，通过随机双盲对照临床研究，发现使用中药治疗的患者85%能保住肢体，明显降低了截肢率，保护了患者的生活与工作能力。

而中医学治疗糖尿病足，除了内服中药外，还有外用中药、针灸、推拿等方法。

糖尿病足的中药内服疗法

该病常见的证型及治则、方药如下。

热毒炽盛型

治以清热解毒，利湿排脓。用四妙勇安汤合五味消毒饮加减（金银花、当归、甘草、玄参、蒲公英、野菊花、紫花地丁、紫背天葵）。

瘀血阻络型

治以活血化瘀，通络止痛。用血府逐瘀汤加减。

寒凝血瘀型

治以温经散寒，活血通络。用阳和汤加减（鹿角胶、熟地黄、甘草、麻黄、干姜、桂枝、白芥子、鸡血藤、毛冬青）。

气血两虚型

治以补气养血，化瘀通络，托毒生肌。用十全大补汤加减（当归、川芎、赤芍、白芍、熟地黄、党参、白术、茯苓、黄芪、肉桂）。

糖尿病足的熏洗疗法

当归、川芎、赤芍各15g，桃仁、红花各12g，丹参、桂枝、附子、艾叶各15g，黄芪30g，制乳香、制没药各12g，干姜9g，透骨草30g，加水3000～5000ml。煮沸30分钟，将药液倒入盆内，先用其蒸气熏蒸患足，待温度降至能耐受程度，即将患足放入药液内浸泡，每次20分钟，每日熏洗1～2次，10次为一疗程。

糖尿病足的针灸疗法

取足三里、阳陵泉、三阴交、解溪穴，毫针刺，得气后用平补平泻法，要求气至病所，留针20～30分钟，针后用艾灸或用远红外线治疗器照射15～20分钟。每日或隔日一次，针法只适合于糖尿病足未溃烂者，如已溃烂者可单纯用灸法。

糖尿病周围神经病变

糖尿病并发周围神经病变发病率较高，其患病率可高达60%～90%。早期可无明显症状，随病情发展可出现肢体麻木、疼痛、烧灼感等，部分患者发作时极其痛苦。它属于中医学消渴病并发"痹证""痿证"的范畴，用中药内服、外治及针灸、推拿等有一定的疗效。

糖尿病周围神经病变的中药内服疗法

阴虚燥热、内风入络型

治以滋阴清热，息风通络。用六味地黄汤（组成药物见前述）合四藤一仙汤（海风藤、络石藤、钩藤、鸡血藤、威灵仙）。

气血两亏，络脉失养型

治以益气养血，疏通络道。用八珍汤（党参、茯苓、白术、甘草、当归、熟地黄、白芍、川芎）合四藤一仙汤。

寒凝血瘀，络道不畅型

治以温阳散寒，活血通脉。用当归四逆汤（当归、赤芍、白芍、桂枝、细辛根、通草、甘草、大枣）合四藤一仙汤。

痰湿中阻，走窜经络型

治以健脾化痰，活血通络。用二陈汤（制半夏、茯苓、陈皮、甘草）合四藤一仙汤加减。

糖尿病周围神经病变的中药电离子导入法

按照制附子：桂枝：鸡血藤：当归：牛膝：熟地黄：丹参：泽泻：地龙＝1.5：1：1：1：1：1：1.5：1：0.5 的比例，采取蒸馏浓缩提取工艺，制成含生药 50% 的提取液，再用超声震荡法加 3% 氮酮（促透皮吸收剂）装瓶灭菌备用。

取神阙、章门、肾俞、足三里、脾俞、三阴交穴，将 10ml 药液浸渍于 SX-1 型糖尿病治疗机电极板布套的肤侧面（接触穴位皮肤的一面），分别对准上述穴位，固定电极，再行开机。电流量从小量开始，调至患者能耐受为度，每次 30 分钟，每日 1 次，15 次为一疗程，间隔 1 周再行下一疗程。

糖尿病周围神经病变的熨敷疗法

黄芪 50g，桃仁、红花、当归、赤芍、川芎、水蛭、乌梢蛇各 10g，地龙、制乳香、制没药各 15g，桂枝 30g，坎离砂适量。将上述各物品加醋酸拌匀后装入纱布袋，裹以毛巾、毛毡等，待温度达到 60℃以上后，放于周围神经病变局部熨敷，每日或隔日一次，每疗程 15 次。

糖尿病周围神经病变的针灸疗法

毫针刺法

上肢选肩、曲池、合谷、阳溪，下肢用髀关、梁丘、足三里、解溪。用毫针刺，得气后用平补平泻法，留针 20～30 分钟，每日或隔日一次，10 次为一疗程。

耳针疗法

取耳穴之神门、交感、肺、肾上腺及周围神经病变在耳穴的相应部位，肌萎缩者加脾、肝。针刺上述耳穴，用中等刺激，每日 1 次，每次 10 分钟，也可埋针、贴压王不留行籽等。

梅花针疗法

用梅花针叩打脊柱两侧，重点叩打胸椎 1~4 及腰骶部、患处，中度刺激，每日或隔日一次，15 次为一疗程，休息 2 周后再进行下一疗程。

知识链接

糖尿病神经病变有哪些类型？

糖尿病神经病变是糖尿病常见的并发症，神经系统任何部分均可累及。较常见的类型有以下几种。

1.周围神经病变。又可再分为对称性多发性周围神经病变、不对称性周围神经病变（又称单侧神经病变）和神经根病变。其中对称性多发性周围神经病变是糖尿病神经病变中最常见的类型，常见症状包括肢体麻木、发凉或灼热刺痛等感觉异常，可表现为针刺样或刀割样痛，有时很难忍受，多在夜间加重；部分患者可见两侧肢体远端对称感觉障碍（痛觉过敏和触觉减退），痛觉过敏严重时盖被受压亦不能忍受，或觉四肢远端对称性"手套"或"袜套"型感觉障碍。如累及运动神经，可出现肌张力减低、肌萎缩、肌无力以至瘫痪。

2.自主神经病变。自主神经受累则可涉及多个系统器官，临床表现多种多样，主要有以下 4 个方面。

（1）心血管系统：可出现心率及血压变动，如静息性心动过速、直立性低血压、无痛性心肌梗死，严重者可致心搏骤停或猝死。

（2）胃肠道系统：可见吞咽困难、胸骨后烧灼感、胃部不适、食欲缺乏、恶心呕吐、便秘与腹泻交替出现等。

（3）泌尿生殖系统：可见尿潴留、排尿困难，或尿频尿急、尿失禁，男性阳痿、早泄、不育，女性月经不调、性冷淡等。

（4）体温调节和出汗改变：可见肢体过冷、半身出汗、盗汗等。

3. 中枢神经病变

（1）脊髓病变：可见步态不稳、闭目难立、走路有踩棉花样感觉，或双下肢无力，肌张力增高，痉挛性步态等。

（2）脑部病变：与脑动脉硬化、高血压、高脂血症、高血凝状态等致脑血管意外有关，临床上多见脑梗死。根据发生部位不同有不同的临床表现。

糖尿病阳痿

糖尿病阳痿是男性器质性阳痿的常见原因之一，据国外报道，糖尿病男性患者阳痿的发生率为40%～50%，我国约为21.7%。中医学治疗阳痿有较丰富的经验，而且各种疗法均极少有副作用。

糖尿病阳痿的中药内服疗法

命火不足型

治以补肾壮阳。用五子衍宗丸（枸杞子、覆盆子、菟丝子、五味子、车前子）加减。

心脾两虚型

治以补益心脾，养血安神。用归脾汤加减（党参、白术、茯苓、甘草、黄芪、当归、酸枣仁、远志、木香、龙眼肉、大枣）。

气阴两伤型

治以固护气阴，调补脾肾。用慎柔养真汤加减。

肝肾不足型

治以补益肝肾，滋阴养血。用杞菊地黄汤加减。

湿热壅盛型

治以清化湿热，升清降浊。用四妙丸（黄柏、苍术、牛膝、薏苡仁）加减。

糖尿病阳痿的敷脐疗法

人参15g，黄芪、淮山药各30g，白术、淫羊藿各10g，茯神、酸枣仁、菟丝子各15g，当归、九香虫、巴戟各12g，炙甘草6g，蜈蚣2条。将上述药物混合研为细末，过筛。每次取药末6～8g，可加少许低度白酒调匀，撒布于神阙穴，盖以纱布，用胶布固定。每日换一次。

知识链接：糖尿病与阳痿有什么关系？

男性糖尿病患者合并阳痿比较多见，国外报道其发生率约为50%。由于糖尿病引起的自主神经病变可阻止阴茎海绵体膨胀，而其血管病变致阴茎内动脉阻塞，影响阴茎的血液供应，均可导致阳痿。约有50%的50岁以上的糖尿病阳痿患者，其阳痿与糖尿病之末梢神经炎有关。另外，糖尿病控制不佳或伴有并发症者可有血清睾酮水平降低，以及心理因素等，都是糖尿病发生阳痿的原因。

糖尿病阳痿的药浴疗法

人参、山萸肉、锁阳各10g，黄芪30g，熟地黄20g，枸杞子、巴戟、楮实子、肉苁蓉各15g，仙灵脾12g，蜈蚣3条，鹿茸6g，加水适量，煎煮20分钟后，乘温浸浴，至微出汗为度，每日一次。每剂药可复渣再煎连用2天。10天为一疗程。

糖尿病阳痿的针灸疗法

毫针刺法

取关元、中极、三阴交、曲骨、大赫。肾阳虚衰者加肾俞、命门；心脾两虚者加心俞、脾俞、足三里、神门；湿热壅盛者加阴陵泉、曲池穴，用毫针针刺，得气后虚证用补法，实证用泻法，留针20分钟，每日或隔日一次，10次为一疗程。

耳针疗法

取外生殖器、内生殖器、皮质下、肾等耳穴，毫针刺，中等刺激，留针15～20分钟，隔日一次，10次为一疗程，或用埋针法或王不留行籽贴压耳穴法。

艾灸疗法

取中极、关元、命门、肾俞、足三里穴，用艾条悬灸，每穴10分钟，邻近的两个穴位可同时艾灸，每日或隔日一次，10次为一疗程。

糖尿病并发症的推拿穴位

治疗糖尿病并发症的推拿穴位（表5）

表5 治疗糖尿病并发症的推拿穴位

穴位	归经	位置	主治
曲池	手阳明大肠经	在肘横纹外侧端，屈肘时当尺泽与肱骨外上髁连线中点	热病、半身不遂、风疹、手臂肿痛无力、咽喉肿痛、齿痛、目赤痛、腹痛吐泻、高血压、瘰疬、胸痹、癫狂
神堂	足太阳膀胱经	在背部，当第5胸椎棘突下，旁开3寸	咳嗽、气喘、胸闷
大杼	足太阳膀胱经	在背部，当第1胸椎棘突下，旁开1.5寸	咳嗽、发热、头痛、肩背痛、颈项拘急
风门	足太阳膀胱经	在背部，当第2胸椎棘突下，旁开1.5寸	伤风咳嗽、发热头痛、目眩、项强、胸背痛、鼻塞流涕
巨阙	任脉	在上腹部，前正中线上，当脐中上6寸	胸痛、心痛、心悸、呕吐、癫狂、癫痫
郄门	手厥阴心包经	在前臂掌侧，当曲泽与大陵的连线上，腕横纹上5寸	心痛、胸痛、呕血、咳血、癫痫
神门	手少阴心包经	在腕部，腕掌侧横纹尺侧端，尺侧腕屈肌腱的桡侧凹陷处	心痛、心烦、健忘失眠、惊悸怔忡、痴呆、癫狂、痫证、目黄胁痛、掌中热、呕血、吐血、头痛、眩晕、失声
肩髃	手阳明大肠经	在肩部三角肌上，臂外展或向前平伸时，当肩峰前下方凹陷处	肩臂疼痛、半身不遂、手臂挛急、瘾疹、瘰疬
环跳	足少阳胆经	在股外侧部，侧卧屈股，当股骨大转子最凸点与骶管裂孔连线的外、中1/3交界处	半身不遂、腰胯疼痛、下肢痿痹
昆仑	足太阳膀胱经	在足外踝后方，当外踝尖与跟腱之间凹陷处	头痛、项强、目眩、鼻衄、疟疾、肩背拘急、腰痛、足跟痛、小儿痫证、难产
地仓	足阳明胃经	在面部口角外侧，上直对瞳孔	口眼㖞斜、口角瞤动、牙痛、流泪、唇缓不收

续表

穴位	归经	位置	主治
听宫	手太阳小肠经	在面部、耳屏前,下颌骨髁状突的后方,张口时呈凹陷处	耳鸣、耳聋、聤耳、面痛、癫狂、痫证
听会	足少阳胆经	在面部,当耳屏间切迹的前方,下颌骨髁状突的后缘,张口有凹陷处	耳鸣、耳聋、聤耳、面痛、牙痛、口眼㖞斜
肩井	足少阳胆经	在肩上,大椎与肩峰端连线的中点	头项强痛、肩背疼痛、上肢不遂、难产、乳痈、乳汁不下、瘰疬
肩贞	手太阳小肠经	在肩关节后下方,臂内收时,腋后纹头上1寸	肩胛痛、手臂麻痛、上肢不举
尺泽	手太阴肺经	在肘横纹中,肱二头肌腱桡侧凹陷处	咳嗽、气喘、咯血、潮热、咽喉肿痛、胸部胀满、小儿惊风、吐泻、肘臂挛痛
手三里	手阳明大肠经	在前臂背面桡侧,阳溪与曲池穴连线上,肘横纹下2寸	肘臂疼痛、上肢瘫痪麻木、腹痛、腹泻、腹胀、牙痛、失声
委中	足太阳膀胱经	在腘横纹的中点,股二头肌腱与半腱肌腱的中间	腰痛、下肢痿痹、中风昏迷、半身不遂、腹痛、呕吐、腹泻、小便不利、遗尿、丹毒
承山	足太阳膀胱经	在小腿后面正中,当伸直小腿或足跟上提时腓肠肌肌腹下出现尖角凹陷处	腰背痛、小腿转筋、痔、便秘、腹痛、疝气

案例分析

张老伯的故事

张老伯已70多岁,既往健康尚可,退休前工作了几十年,因工作繁忙,没有专门去做身体检查。直到8年前因咳嗽不适去医院就诊,顺带向医生提到自己时常口干舌燥,夜尿频繁,医生建议他检查血糖,才发现自己患上了糖尿病，同时亦发现有高血压。开始时症状不是太严重，但随着时间的推移，逐渐觉得自己精力不够，手脚无力，稍做运动则容易疲劳，长时间亦未能恢复；入睡困难，夜尿每晚5～6次；时有头胀、头重、头痛、口干舌燥；晨起腰酸腰痛，容易感冒咳嗽。张老伯一直接受西医治疗，坚持服用治疗高血压与糖尿病的西药，服药后虽然高血压得以控制，但血糖的控制情况差，自觉不适症状未有改善，从而忧心忡忡。

求诊中医

张老伯说："由于血糖的控制情况差，所以西医也建议我转用胰岛素治疗，但我觉得胰岛素治疗太麻烦，需要每日打针，又有疼痛感。因此未接受。"经亲友的推荐，他决定接受中医治疗并去中医院糖尿病诊疗中心求诊，尝试寻求中医的帮助，中心的专业医师在详细了解张老伯的情况后，不但开出中药处方，还提供了中药的药膳方供日常煲汤用，教授了简单的自我推拿方法，交代了饮食宜忌，以及可以从事的运动锻炼方法。"经过专业中医师的悉心治疗，我的精神及体力明显好转，睡眠改善，夜尿的次数减少，头部不适、腰酸腰痛及口干舌燥等症状明显减轻，血糖亦恢复至正常水平"，张老伯笑道。

诚恳建议

在血糖指标经过一段较长时间的反复检查，仍能维持在较正常的水平，符合现代医学所制定的血糖已得到"较好控制"或"理想控制"的标准后，张老伯的服药改为一剂药复渣再煎，分两天服用，并积极配合饮食控制与运动锻炼，在饮食控制达标时，有时会每隔3天或1周停服中药1天，但停服中药时一般均会使用中药药膳，而中药药膳的用药经过挑选，不会苦涩，既有一定的治疗作用，又相当可口，这使张老伯觉得容易坚持进行中医的治疗，而中医的自我推拿方法、合理饮食及运动对改善病情亦有帮助。张老伯说："由于单纯使用西药口服治疗的效果不理想，我决定同时使用中医疗法，而采用上述中医治疗方案后，即使所服西药并没有加量，我的血糖仍能得到较好的控制，各项身体检查指标又能维持正常，所以我对中西医结合治疗糖尿病的效果感到满意及有信心。由于西药会带来一些副作用，对有的患者效果又不一定满意。因此有必要中西医结合治疗。我希望政府能投放更多的资源支持中医的发展，而中医业界本身亦继续努力，进一步总结中医学治疗糖尿病的经验，以造福更多有糖尿病的市民。"

四

糖尿病患者饮食调理和运动疗法

糖尿病患者情志调理

糖尿病不同于其他一些急性病可以短期治愈,它是一种较顽固的慢性病,需长时间进行治疗与调理,部分患者可能还需终身用药。但只要治疗、调理得当,病情就可以得到控制,患者亦可以如常生活、工作与学习。面对糖尿病,既不能放任自流,置之不理,不予就诊或不遵医嘱,不坚持用药,又不能被其吓到,丧失信心,惶惶不可终日。

对待糖尿病的正确态度首先是要与医务人员密切合作,听从医务人员的指导,坚持治疗,定期检查,按照正确的方法进行生活调理;其次是一定要树立信心,有长期持久地与疾病做斗争的思想准备与实际行动,保持高度乐观主义精神,就可以战胜糖尿病。

常见的糖尿病患者情志失调与调理方法

当患者知道自己患有糖尿病时,可能会出现各种各样的情志失调,有的患者会觉得骤然失去了往日的健康快乐,会产生愤怒、混乱和拒绝的情绪。由于不相信自己真的患有这种慢性持续性疾病,伴随而来的是愤怒,认为上天对自己不公平,继之是情绪混乱,特别是当缺乏有关糖尿病知识,或者对糖尿病认知不正确时，就会产生较大的心理压力和焦虑，或会觉得灰心丧气。有的患者会有自卑、低落及悲观的情绪，或会感到痛苦、不安、抑郁等。

这些不良的情绪都不利于糖尿病的治疗和对病情的控制。因此，作为糖尿病患者，要想病情得到满意控制，仅仅有药物治疗是不够的，还需学会自我心理调节。

得了糖尿病，首先要心平气和地接受现实，人从来都不是完美无缺的，漫长人生路总会有挫折。得了糖尿病，就当成自己人生道路上的一个挑战，不能怨天尤人，或自怨自艾，不能灰心丧气，要树立战胜疾病的信心，事实上，现代的医学水平已能控制该病。继之要了解有关糖尿病的正确知识，遵从医嘱，积极配合治疗，定期检查，做好生活调理。

其次要避免情绪过度波动。中医学认为："喜伤心、恐伤肾、悲伤肺、思伤脾、怒伤肝"，说明人在情绪上的过度波动，会损伤人的五脏。人生活在世上，不可能事事如意，故出现一些情绪波动是正常的，只是不能太过。只要学会遇事不斤斤计较，心胸宽广，心态平和，看问题长远一些，想开一些，做到"宁静以致远"，就不会因为遇到事情而产生剧烈的情绪波动。这也是一个提高自身修养的过程。正常的情志调摄，即健康心理的获得，除了提高自身的修养之外，还可以进行心理的自我放松锻炼，以保持心境平和。医学研究亦显示人在意识放松时，可使注意力集中，记忆力改善，抗疲劳能力增强，对糖尿病、高血压等有辅助治疗作用。以下介绍一种常用的放松身心的方法。

· 选择一个空气清新而流通，四周安静的环境。

· 忘记或放下自己心中的烦恼及日常事务。

· 根据所处的环境及随后所做的动作，选择一种自我感觉较为舒适的姿势，或站或坐或躺，或轮流采取以上几种姿势。

· 活动身体上的一些大关节和大小肌肉，速度要均匀缓慢，动作不一定必须有固定的姿势，只要感到关节放开、肌肉松弛就可以。

·保持呼吸自然舒畅。

·放松意识,达到一种清静与舒适的清醒状态,在悠然自得中,忘记一切烦恼和忧愁。

·运用想象力,想象各种疾病,如糖尿病已脱离了自己的身体,胰腺功能已恢复正常。

以上几个步骤,一步比一步深入,故需循序渐进,不可急于求成,应持之以恒,便可使身心放松。

适当做运动;保持与人交往,参加社交及病友活动;减少自我负面评价;多欣赏自己拥有及能力范围内能做到的事情等,均有利于使情绪变得正面与积极。医护人员及家人朋友在糖尿病患者的情志调摄方面亦可以发挥重要作用。首先,要让患者正确了解该病的基本知识,减少对该病的疑虑及不安;其次,要鼓励患者积极参与治疗,促进医患合作,只要患者的症状及血糖等指标有所好转,就有助于提升患者的信心和希望。在日常生活方面,家人及医护人员需对患者给予关怀和支持,耐心倾听患者的倾诉,消除其疑虑,并根据患者体质进行饮食调配及功能锻炼,帮助患者建立积极的心态。

知识链接

糖尿病患者是否可以结婚?婚后能否怀孕?

无论哪一种类型的糖尿病,只要患者平时在饮食、药物、运动等方面都配合得很好,没有发生严重并发症,病情稳定者均可以结婚。但在选择对象时,宜找对方没有糖尿病及没有糖尿病家族史者,因为糖尿病具有一定的遗传性,如果男女双方都是糖尿病患者,其子女患糖尿病的可能性为 30%～50%。

糖尿病患者结婚后,病情控制一直很理想,无心、脑、肾脏及其他严重并发症者,经征求专业医师意见后可以怀孕。但怀孕毕竟有风险,要考虑个人及家庭的承受能力再作决定。在决定怀孕后，在妊娠的前三个月，则特别要控制好病情，因为只有在正常血糖水平的环境中，受精卵才能正常发育，才能避免胎儿畸形，才能降低流产、早产、胎死宫内及巨大胎儿的发生率。

糖尿病饮食调理

对于糖尿病而言，饮食调理有治疗意义，是其治疗方案中的重要组成部分，又称为饮食疗法。饮食疗法是所有糖尿病治疗的基础，对于所有的糖尿病患者都是必需的，而且是长期的，甚至是终身的。而对于病情较轻的2型糖尿病患者，饮食疗法则是所有治疗方法中最应该被重视的。

饮食疗法对于糖尿病的治疗作用在于可以减轻胰腺细胞的负担，有利于糖尿病患者胰腺功能的恢复；可以使肥胖者的体重下降，从而提高胰岛素的效率；可以避免高血压、血脂异常和肥胖情况的出现或加重，有效延长糖尿病患者的生命。

中医学亦认为糖尿病的发生，与长期嗜食肥甘及醇酒厚味，损伤脾胃有关。脾胃损伤，运化失职，胃中积滞，蕴热化燥，内热消谷耗津，就会出现多食善饥、烦渴多饮等症状，而产生消渴病（糖尿病）。因此在病发后适当控制与调节饮食，不使其再加重脾胃负担，使脾胃有休养生息的机会，对疾病的恢复是非常重要的。糖尿病饮食治疗的目标主要有两点。

体重控制在正常范围内

通过饮食控制，使肥胖患者体重下降，从而改善胰岛素敏感性，减轻胰岛素抵抗，有利于控制血糖；对于消瘦患者，通过适当提高饮食热量的摄取，使其体重接近正常范围，增强抵抗力；对体重正常者，则通过合理饮食，保持其正常体重；对于儿童、青少年患者，则通过饮食治疗保证其正常的生长发育。

知识链接 如果饮食控制时饥饿感无法耐受应如何处理？

当出现这种情况时有以下的处理方法：

1. 当仅有饥饿感，未出现低血糖症状或低血糖反应时，可不做特殊处理，按时就餐即可。而平时注意定时饮食，进餐时可适当多食一些低升糖指数的含丰富纤维的粗粮或其他食物，如蔬菜，某些豆类及豆制品，优质蛋白质，如瘦肉、鱼类等，则可减少饥饿感的出现。

2. 当既有饥饿感，又有低血糖症或低血糖反应，即除了饥饿感外，还有心悸心慌、出汗、手颤、头晕、烦躁、抽筋，甚至昏迷时，则需即时饮用适量的糖水，或即时进食随身携带的食物，或尽快就餐。要预防低血糖反应，则要按时进餐，还可自己观察掌握低血糖发生的规律，一般宜在可能发生低血糖的半小时前，进食主食15～50g。如使用胰岛素用量大者，一定要按时进餐，要注意观察并保持胰岛素用量与其本人的饮食、运动、工作相平衡，在专业医师指导下，根据实际情况，及时调整胰岛素的剂量。每天的体力活动要有规律，这样不仅能避免低血糖的发生，而且对糖尿病的恢复也有益处。

单独用饮食或配合药物治疗来获得理想的代谢控制

主要是要使血糖、血脂与血压均维持在正常范围内，从而防止或延缓各种并发症的发生与发展。

糖尿病饮食疗法的基本原则

饮食疗法应尽可能做到个体化

要根据每个患者的具体情况,分别制定不同的饮食方案。例如对体形肥胖的糖尿病患者,宜给予低脂、低胆固醇及最低限度热量的饮食;而对儿童、青少年患者,饮食的限度可适当放宽,以确保其正常的生长发育。

按个体化要求确定每天应摄入的总热量

计算方法在下面会详述。

糖类、蛋白质与脂肪所提供的热量要各占恰当的比例

一般而言,在糖尿病患者的饮食中,这三类物质所占总热量的百分比应分别为:糖类占55%~65%,蛋白质占12%~15%,脂肪占25%~30%。

糖尿病患者每天所需总热量的计算方法

计算出标准体重

过胖、过瘦都是不健康的情况,需在饮食上加以调节,以使体重达到正常标准的范围。标准体重的计算公式有以下几种:

- 比较简单的计算:

$$身高(cm) - 105 = 标准体重(kg)$$

$$[身高(cm) - 100] \times 0.9 = 标准体重(kg)$$

- 较精确的计算:

近年较多采用的计算公式:

$$身高(cm) - 100 - (身高厘米数 - 150) \div 4 = 男子标准体重(kg)$$

$$身高(cm) - 100 - (身高厘米数 - 150) \div 2 = 女子标准体重(kg)$$

实际应用时可采用以上计算公式的其中一种。

例如：李小姐身高160cm，按第3个公式计算，其标准体重应该是160 - 100 - (160 - 150) ÷ 2 = 55kg。如果李小姐的体重在计算出的标准体重的 ±10% 范围以内，亦都属于正常，故李小姐的正常体重应在 55 + 55×10% 至 55 - 55×10% 之间，即李小姐的体重在49.5 ~ 60.5kg 范围内均属于正常。

根据工作性质、劳动强度确定每千克体重所需的热量数

休息状态：每天每千克体重需热量 25 ~ 30kcal。

轻体力活动（劳动）：相当于工作清闲者的工作量，每天每千克体重需热量 30 ~ 35kcal。

中等体力活动（劳动）：相当于家庭妇女所需的工作量，每天每千克体重需热量 35 ~ 40kcal。

重体力活动（劳动）：相当于蓝领工人的劳动量，每天每千克体重需热量 40kcal 以上。

例如：一个人的体重是80kg，若其整天在家休息，不参加任何活动或劳动，他每天也需要 80×25kcal 至 80×30kcal 的热量，即 2000 ~ 2400kcal。如果他参加重体力劳动，则每天所需的能量为 80×40kcal = 3200kcal 以上。

确定每天应摄入的总热量数

可根据其应达到的标准体重，以及其工作性质、劳动强度来确定其每天应摄入的总热量数。例如一男性糖尿病患者，50岁，身高172cm，实际体重为75kg，正在住院休息中，按上述第1个公式计算，其标准体重 = 172 - 105 = 67kg，每日食物总热量 = 25kcal/kg×67kg = 1675kcal。

糖尿病三类营养物质所占比例的计算方法

每克糖类与蛋白质均能供热 4kcal，每克脂肪能供热 9kcal，按三类物质所应占总热量的百分比计算，仍以上述男性住院患者为例，在其 1675kcal 的总热量中，糖类所供热量应为 1675kcal×60% = 1005kcal。其重量则为 1005÷4 ≈ 251g；蛋白质所供热量为 1675kcal×15% ≈ 251kcal，其重量为 251÷4 ≈ 63g；脂肪所提供的热量为 1675kcal×25% ≈ 419kcal，其重量为 419÷9 ≈ 46.6g。即该患者每天约食用糖类 251g，蛋白质 63g，脂肪 46.6g 即可。

糖尿病饮食治疗食谱的制订

细算法

第一步是根据患者的标准体重及患者是休息或活动的情况计算出每日所需的总热量。

第二步是根据糖类、蛋白质及脂肪应占总热量的比例算出这三类营养物质各自的重量。

第三步是按这三类营养物质的重量，查食物成分表，计算出六类食物（谷薯类、蔬菜类、水果类、肉鱼禽蛋豆类、乳汁类、烹调油与果仁类）的需要量，然后制定出三餐分配的食谱，通常计划出 7 天各不相同的食谱，以 7 天为一轮转。

这种细算法较为烦琐，通常需要营养师帮助在医院住院的患者中施行，没有营养师的指导较难进行。

略估法

该法是一种简便粗算法，便于患者掌握，亦易于实施，通常患者每日进食主粮（谷类）250～400g，肥胖者控制在 300g 以下，消瘦或体力活动较多者则在 400g 左右。每日摄入的蛋白质 60～80g，应吃多种蛋白质，以保证必需氨基酸的供应，其中动物蛋白质（即鱼、肉、禽、蛋、牛奶等）应占 1/3。脂肪的摄入应比一般健康的人少一点，其脂肪供热应控制在占总热量的 25%～30% 以内，每天 40～55g，其中动物脂肪供热宜控制在占总热量的 10% 以下，即每天 15～20g。可多食用蔬菜等多纤维素的食物，每日进食蔬菜量约 500g。水果在血糖控制稳定时可少量吃一点，每天 100～200g，一般在两餐之间吃。在无低血糖时最好不要食用蔗糖或甜食，为满足患者甜味的要求可用糖的代用品。

糖尿病饮食宜忌

食物宜多样化

中医学认为"五谷为养，五果为助，五畜为益，五菜为充，气味合而服之，以补益精气"，并认为五味各有所归，即所谓五味入五脏，这就要求糖尿病患者的饮食搭配不能单一，而要全面、食物多样化，营养均衡而不过量，才能既满足身体的需要，又不至于升高血糖。饮食中亦不可缺少维生素、矿物质和微量元素。钙的摄入量应保证每天 1000～1500mg，以减少发生骨质疏松的危险性。妊娠的糖尿病患者则应注意叶酸的补充以防止新生儿缺陷。

知识链接
糖尿病患者能吃水果吗？

水果含果糖、葡萄糖、果胶、纤维素、水分、维生素、微量元素等，不同的水果所含的糖分及其他成分并不一样，它们引起血糖升高的指数亦不一样。糖尿病患者只要避免进食糖分多或升糖指数高的水果即可。而有一些糖分含量不高或血糖生成指数低的水果，糖尿病患者是可以适量进食的，如桃、梨、李子、樱桃、苹果、柚子、生香蕉、柑橘、葡萄等。这些水果所含有的果胶，能改善胰岛素分泌不足的现象；而纤维素则可延缓胃的排空，易有饱腹感，可减少进食，以及延缓葡萄糖的吸收；而其所含的水分、维生素和微量元素则可补充有多尿症状的糖尿病患者所丢失的上述物质。

但水果毕竟含有糖分，故进食时不能过量，一般每天的进食量宜控制在100～200g，并需注意血糖和尿糖的变化。重症糖尿病患者的进食量则宜再减少。如果吃了水果后尿糖增多，则应减少主食，并应配合进行适当的运动。

宜增加富含纤维素的食物

纤维素可减慢人体对糖类的吸收，降低血糖、血脂，减少胰岛素的需要量。常用富含纤维素的食物有麦麸、稻麸、燕麦、黑面包、蔬菜等。

宜选用低血糖生成指数（GI）的食物

不同类别的食物有不同的升糖指数（又称血糖生成指数），同类食物中的不同品种，如谷类中的大麦、黑麦、小麦、玉米、大米、小米等亦有不同的血糖生成指数。糖尿病患者进食时宜选用低升糖指数的食物，以帮助控制血糖的上升。各种食物的血糖生成指数详见附录。

宜用凉开水泡茶

茶叶中含有一种不耐热的降糖物质，故可用未炮制过的粗茶（单纯晒干的茶叶），用冷开水浸泡3～5小时后饮用，并可用冷开水反复冲泡，直至茶叶泡淡乏味为止。但饮茶不宜过浓、过量。

可适当选用中药泡水饮用

以选用草类或花叶类为多，如蒲公英、夏枯草、荷叶、菊花、玉米须、车前草等，亦可选用西洋参片、枸杞子、石斛等泡水代茶饮用，对糖尿病都有一定的辅助治疗作用。

忌饮酒

因乙醇会损害胰腺，使胰腺分泌液的成分发生改变，蛋白质过分浓缩堆积而堵塞胰导管，影响胰岛素的分泌，并会加重肝脏负担，引起高脂血症和高血压，加重阳痿的发生和发展等，所以糖尿病患者不宜饮酒，特别是肥胖、高血压和（或）高三酰甘油血症的患者。

忌吃高动物脂肪的食物

动物脂肪中含大量的饱和脂肪酸，进入人体后很容易转变成人体脂肪，堆积于体内，造成肥胖，而肥胖是导致糖尿病的重要原因。另外，动物脂肪中还含有大量胆固醇，会引起动脉硬化、高脂血症、冠心病等，故糖尿病患者不宜食用高动物脂肪的食物，如肥肉等。烹调时可用植物油代替。另外，宜少食肥甘厚味、油腻、辛辣之品，如油煎、油炸、油酥食物，辣椒油，以及动物内脏等。

知识链接 糖尿病患者可以喝茶吗？

糖尿病患者可以适量喝茶，在补充水分的同时，还能提神、去疲劳、助消化、解渴生津。有的研究亦显示饮茶有一定的降血糖作用。在专业医师的指导下，茶可和一些中药共泡以加强其辅助治疗的效果。如可和枸杞子共泡，以补肝肾、益精血、明目、止渴；与西洋参片共泡，以补气养阴，清热生津；与菊花共泡，以清热明目；与大枣（去核）共泡，以补中益气，养血安神等。但临睡前、服药前后一般不宜喝茶，以免影响睡眠或干扰药物的功效，喝茶与睡眠或服药一般宜间隔3～4小时以上。

限制食盐及易吸收糖类的进食

糖尿病患者每天的食盐量宜限制在 6g 以内，尤其是合并高血压的患者。而除非发生低血糖时，糖尿病患者的饮食中一般不宜含有蔗糖、葡萄糖等容易吸收的糖类，不宜食用甜食。

故中医学认为"大甘、大酸、大苦、大辛、大咸，五者充形则生害矣"，即过食甘、酸、苦、辛、咸者，对身体都会产生危害而发生疾病。又认为"凡食，无疆厚味，无以烈味重酒，是以谓之疾首。食能以时，身必无灾。凡食之道，无饥无饱，是谓五脏之葆"，即饮食不要过分食用丰盛而肥腻的食物，不要过食辛辣及烈酒，否则就是致病的开始。若能按时定量进食，不过饥过饱，身体便能健康无病。

知识链接

血糖生成指数

血糖生成指数（GI）又称升糖指数，主要用于衡量各种食物进入人体后引起血糖升高的程度。GI 值低，说明其升高血糖的作用较弱，GI 值高，说明其升高血糖的作用较强。一般而言，GI 值低于 55 的食物才较适合于糖尿病患者进食，GI 值大于 70 的食物则不适合糖尿病患者进食。

糖尿病患者运动疗法

运动对糖尿病患者的好处

· 运动可促使葡萄糖进入肌肉细胞，增加肌肉组织对糖的利用，从而降低血糖。

· 运动可使体重下降，使葡萄糖在外周组织中的代谢清除率增加，并提高受体对胰岛素的亲和力，增加组织对胰岛素的敏感性，从而有利于血糖的控制。

· 运动可使血管弹性增强，降低血压，对防止糖尿病合并高血压有良好的作用。

· 运动可以加速脂肪的分解，提高人体利用自由脂肪酸作为热能来源的能力，降低血液三酰甘油水平，改善糖尿病的脂肪代谢紊乱。

· 运动可改善肺功能，促进新陈代谢，增强体质，加强心血管系统的功能，减少糖尿病心血管并发症的发生。

· 运动可提高骨密度，对防止骨质疏松有一定作用。

· 运动可陶冶情操，培养生活兴趣，放松紧张情绪，使人心情舒畅，有利于提高生活质量。

糖尿病运动疗法的适应证与禁忌证

运动对糖尿病的益处是肯定的，但应考虑其适应证，并按不同的病情选择适当的运动量和运动方式，尤其对于老年糖尿病患者，更要严格掌握其适应证。而在某些情况下，则暂时不要进行运动。这就是运动疗法的适应证与禁忌证。

适应证

下列患者可适当参加运动：

· 2型糖尿病患者。

· 经饮食与药物治疗后病情好转的1型糖尿病患者。

· 某些轻度并发症的患者，如动脉硬化、胃肠病、男性阳痿等。

禁忌证

有下列症状者暂时不要进行运动:

· 有急性并发症的患者,如急性感染、酮症酸中毒、高渗性昏迷等。

· 有严重的慢性并发症,病情未有控制的患者,如轻度活动即发生心绞痛,新发生的心肌梗死(4周内);严重的视网膜病变;糖尿病肾病肾衰竭;严重的糖尿病坏疽等。

· 糖尿病合并妊娠(先有糖尿病,再发生妊娠)或妊娠糖尿病(在妊娠过程中才出现糖尿病)的患者。

从事运动时还需了解以下情况:

· 中等强度的运动可在运动中和运动后,增加发生低血糖的危险性。

· 有冠心病的患者发生心绞痛、心肌梗死或心律失常的危险性增高。

· 增殖性视网膜病变的患者发生晶状体出血的可能性增高。

· 神经病变的患者发生下肢(特别是足部)外伤的危险性增高。

知识链接

为什么有的糖尿病患者血糖增高而尿糖为阴性?

当血糖高而尿糖呈阴性反应,应首先排除尿糖试纸、试剂有无失效的情况。其次应了解尿糖的产生除了与血糖有密切关系外,还取决于人体肾糖阈阈值的高低。正常人肾糖阈阈值为160%~180%mg,在人体肾糖阈减低,或血糖升高超过肾糖阈阈值时均可出现尿糖。当老年人或糖尿病患者并发肾脏病变(如肾小球硬化症等)时,肾小球的滤过能力低,肾糖阈阈值升高,导致虽然血糖高而尿内不排糖,所以尿糖检查可出现阴性反应。因此,糖尿病患者不能单纯以尿糖来衡量糖尿病的轻重,还必须检查空腹血糖、餐后血糖与糖化血红蛋白。

虽然有这些潜在的危险,但只要严格选择适宜运动的患者以及适合的运动方式与运动量,加强监护和指导,采取相应的预防措施,这些危险是可以防止的。

糖尿病运动方式与运动量

确定运动方式与运动量的原则

·要个体化:适合运动锻炼的患者,个体差异很大,因此在确定运动方式与运动量时,要充分了解其个人状况,包括性别、年龄、体形、体力、生活习惯、运动习惯、运动经验、运动爱好及病情等,因人因时而异地制定运动方案。

·要适量与安全:运动既要达到有效强度,又要不过量,并注意安全性,运动量可以从小量开始,逐步增加至适量。

·要有可操作性和便于长期坚持,从而符合经常性的原则。

运动方式

糖尿病患者的运动方式多种多样,如散步、急行(快走)、慢跑、打太极拳、练太极剑、做操、打球、爬山、跳舞、游泳、骑单车等,可根据每位患者的情况适当选用,其中散步(步行)最安全、最可行、最容易坚持,每日步行2~3km即可。

知识链接

如何选择运动的时间与地点?

运动宜在饭后1小时左右进行,避免在空腹或降糖药物作用高峰时运动,以防发生低血糖,并宜随身携带糖果,当出现低血糖时可随时服用。

运动地点宜选择空气流通洁净、周围环境较安静、地面平坦的地方。如到人烟稀少的偏僻地方时,需有同伴同行,以便在出现危急情况时有人施以援手,必要时有人召唤救护车等。天气不好时则宜在室内活动。

运动量

运动量应因人而异,量力而行,适可而止。一般来说,可每周锻炼3次以上,或每日一次,每次运动30分钟左右,而不超过1小时。以步行为例,全身情况良好者可做快速步行(每分钟120～125步),情况一般者做中速步行(每分钟105～115步),老年者可用慢速步行(每分钟90～100步)。中老年患者每天应坚持"三个半分钟"(早晨醒来先在床上躺半分钟,接着坐起来在床上静坐半分钟,随后将小腿下垂,在床边坐半分钟),以及"三个半小时"(早晨散步半小时,中午睡觉半小时,晚上散步半小时)。这"三个半小时"亦是一个较好的运动配合休息的方案。

运动强度的大小可按以下方法计算:最大的安全运动心率 = 170 − 年龄,例如45岁的糖尿病患者,运动时的心率应控制在每分钟125次以内为宜,如超过此心率则应稍事休息。

运动量是否合适,还应视患者运动后的反应作为标准。合适的运动量的反应应该是运动后精力充沛,睡眠改善,不易疲劳,心率在运动后10分钟内恢复至安静时的心率。若运动后感到精神不振、疲乏无力、心率超出标准等,则说明运动量不合适,需重新确定运动强度和运动时间。

糖尿病运动时的注意事项

· 运动前应做简单的热身运动,轻舒四肢,伸屈关节,动作要柔和。外出运动时要随身携带有本人姓名、年龄、住址、家人电话的糖尿病卡,并告知家人外出运动的时间及地点。

· 避免短时间剧烈运动或引起明显兴奋的运动,避免骤然加大运动量,以免刺激儿茶酚胺、皮质素的大量分泌而使血糖升高。

·运动宜在饭后 1 小时进行，避免在空腹或降糖药物作用高峰时运动，以防发生低血糖。并宜随身携带糖果，当出现低血糖时可随时服用。

·运动量宜从小量开始，逐步增加至适量。运动量的大小、运动时间的长短，以不感到过度疲劳及不超过最大的安全运动心率为度，否则反而会使血糖升高，病情加重。

·除非出现禁忌证，否则运动要持之以恒，长期坚持，养成习惯。

·运动时应选用适当的鞋具，以免引起糖尿病足。每次运动后均宜检查足部有否损伤，一旦发现应立即采取措施并暂停不适合的运动。

·如运动时出现胸闷、心悸、气促等，应立即停止运动，原地休息，若症状无缓解，则应到附近医院就诊。

·运动结束时，应逐渐降低运动量，减慢运动速度，做一些调整活动。避免吹风受凉和用过热的水洗澡。

知识链接

如何填写糖尿病卡？

本题目所论及的糖尿病卡是指患者随身携带，以便在出现紧急情况时能及时得到救助所使用的卡片。该卡片需事先填写，内容包括患者的姓名、年龄、家庭住址、家人的联系电话，以及目前治疗糖尿病的用药情况等，必要时可在专业医师指导下填写。

五

糖尿病患者药膳疗法

糖尿病药膳的特点和作用

药膳是以中药药物和食物为原料，经过烹饪加工制成的一种具有营养、治病、强身作用的膳食。它是中药在应用上与西药截然不同的一种特色，它寓医于食，既将药物作为食物，又将食物赋以药用，药借食力，食助药威，既具有营养价值，又可防病治病，保健强身，延年益寿。药膳作为中医学的重要组成部分，为中华民族的繁衍昌盛和人民体质的增强及防病治病做出了贡献。

本部分所论述的中药药膳是在中医及中药理论指导下，根据糖尿病的病因病机及各种证型，按照中药的性味功能与相宜的食物配合，调配成为与人体脏腑阴阳、气血盛衰，以及病情的寒热虚实等相适应的多种类型的膳食，以有助于糖尿病的治疗，减轻或消除患者的不适，阻止病情的进一步发展，减少并发症的发生，并可以扶正固本，增强体质，预防其他疾病的出现。在这些药膳中，除食品外，许多中药也具有人体所需的营养素，故不少药膳还同时具有营养功效，充分体现了药膳合营养、治病、强身于一体的作用。

药膳作为膳食的一种形式，除了要考虑其治病强身的功效外，还需考虑其可食性，因此需适当地挑选药物和食物，并进行精心制作，矫除某些药物和食物的不良气味，使药膳色香味美，增进食欲，促进消化吸收，使服食者乐于接受，从而可以更好地发挥药膳的作用。但药膳并不是一般的膳食，它是膳食的一种特别的形式，因此需要注意它与纯粹的饮食调理，或称饮食疗法的区别，科学地使用药膳。

饮食调理，或称饮食疗法，一般是指对纯食物的运用，里面不涉及药物的应用。而饮食疗法在糖尿病的治疗中亦非常重要，前面我们已有专门介绍。由于药膳是以中药为主要材料，因此使用药膳时需分清中药材的寒、热、温、冷之性，最好先向专业医师征求意见或指导，若错误运用，效果则会适得其反。

应用药膳的注意事项

根据体质选用药膳

根据中医学理论，人体因先天禀赋与生活环境、饮食、生活习惯等的不同，体质是各有差异的，我们可透过身体的表现归纳为寒、热、虚、实、燥、湿6种体质。

• 热性体质是指人体功能亢进，阳气偏旺，其特点为人体的兴奋、亢进、发热、充血，可见身热、烦躁、面目红赤、不恶寒反恶热、口干咽燥、渴喜冷饮、唇红而干、大便秘结、小便短赤、精神紧张、兴奋不安等症状。

• 寒性体质是指人体的生理功能衰退或体内阴寒之气偏盛，其特点为寒冷、衰退、无力、软弱等，可出现四肢欠温、面色苍白、精神萎顿、倦卧、喜温怕冷、脘腹冷痛、得热则减、口不渴或渴喜热饮、大便溏薄、小便清长等症状。

• 实性体质是指体质壮实，正气与邪气对抗时的反应激烈，或人体内部功能障碍而引起气滞、血瘀、水饮、痰结、食积等。其表现多为精神亢奋、口渴、烦躁、谵语；或胸闷、腹胀痛而拒按、面色晦暗、口唇色紫；胁下胀满、咳唾引痛、小便不利、咳嗽痰多；胃纳欠佳、大便秘结等。

・虚性体质是指人体正气不足，机体抗邪能力降低，生理功能减退，可出现精神萎靡、面色苍白、身倦无力、语声低微、心悸气短、自汗盗汗等症状。

・燥性体质是指身体内阴津水分不足，可表现为形体消瘦、干咳无痰、咽干舌躁、口渴、大便干结、皮肤干燥等。

・湿性体质是指人体内的水湿代谢运化功能相对低下，可表现为浮肿体胖、头身沉重酸困、痰多稀白、大便溏烂等。

不同的体质，就必须配以不同的药膳，要做到"热者寒之"（热性体质用寒凉性质的药物与食物）、"寒者热之"（寒性体质用温热性质的药物与食物）、"虚则补之"（虚性体质用补益性质的药物与食物）、"实则泻之"（实性体质用祛除邪气的药物与食物）、"燥者润之"（燥性体质用滋润的药物与食物）、"湿者燥之"（湿性体质用燥湿去湿的药物与食物），只有这样，才能充分发挥药膳的作用，否则效果会适得其反。

亦正因为如此，药膳大致可分为寒凉性、温热性、补性、泻性、润性与燥性六大类。

在临床上，有的人可能会同时兼具两种或两种以上的体质特点，如燥性体质兼具热性体质，湿性体质兼具热性体质，虚性体质兼具寒性体质等，甚至是虚性体质兼具实性体质等，我们要认真辨识，根据其兼夹情况选用相应的药膳组合，便可以正确使用药膳，并取得理想的效果。

寒凉性药膳

用于功能亢进、阳热偏亢等热性体质的人。食用后能改善实热体质者过度亢进的功能或实热症状。相反，寒性体质的人食用后则犹如"雪上加霜"，会损伤阳气，加重虚寒症状，故不宜服用。

温热性药膳

用于功能衰退、阳气不足、阴寒之气偏盛等寒性体质的人。食用后能振奋身体功能，产生热量与增强活力，祛除寒气，改善衰弱、无力、寒冷等症状。但热性体质的人则不宜服用，因食用后犹如"火上加油"，会造成发热、咽痛、面红目赤、口干、便秘等不良反应。

补益性药膳

用于正气虚弱、阴阳气血不足等虚性体质的人，以补益阴阳气血为目的，食用后可增加体力，增强抗病能力，改善各种虚弱的症状。但实性体质的人则不宜服用，否则会造成便秘、腹胀、胃纳欠佳、暗疮、咽痛、发热等不良反应。

泻实性药膳

泛指有祛除邪气作用的药膳，泻下大便只是其中可能会有的一种作用。用于有腑气不通、肝火实热、食积痰结、气滞血瘀等情况的实性体质的人，以通导大便、消除积滞、荡涤实热、行气活血为目的，食用后能清除体内各种实邪，改善实性体质常见的大便秘结、咽喉肿痛、腹胀纳呆、烦躁易怒、痰多胸闷、腹痛拒按等症状。但虚性体质的人则不宜服用，以免使身体更加虚弱。

滋润性药膳

用于身体内阴津水分不足等燥性体质的人。食用后能滋阴生津润燥，改善身体一系列干燥的症状。但湿性体质的人则不宜服用，以免生湿助邪，加重不适。

燥湿性药膳

用于人体内水湿潴留等湿性体质的人。通过使用有燥湿、利湿、化湿作用的药膳，食后能排出体内过多的水湿，恢复身体的正常功能。但燥性体质的人则不宜服用，以免进一步损伤阴津，加重燥证的症状。

根据辨证论治的原则选用药膳

中医学理论认为，不同的患者或同一患者处于不同的病程阶段，其临床表现就可能不一样，从而会出现不同的证型，而需使用辨证论治的方法进行处理。糖尿病既然是一种疾病，就会有不同的证型，因此在其药膳的应用上，就会与一般人应用药膳来强身健体不完全一样，除了考虑患者的体质外，也要根据患者属于哪一证型来选择适宜的药物和食物配成药膳，方能取得预期的效果。而何谓适宜，何谓对证，首先需要有正确的辨证，然后又需要熟悉药性，根据证型来选择相应的药物和食物，即需要有较系统的专业知识，因此在这一过程宜请教专业医师，在专业医师的指导下进行。

掌握药膳的用量、制法与用法

药膳，即膳食中加入了药物成分，有了治病的内涵，应用时就应按照专业医师指示的药物组成、药量及方法进行制作。因组成药膳的药物要考虑患者的体质、证型，要注意药物与药物之间、食物与食物之间以及药物与食之间的配伍禁忌，不能随意胡乱组合。而药量的差异则会使药效发生不同变化，若药量太少，则药轻病重，效果不显著；若药量太大，则可发生不良反应。药膳的制作方法不正确，也会影响效果。药膳的服用方法亦要注意，不可盲目长期服用。若身体功能恢复，原则上应停止继续使用药膳，宜改以正常饮食作调理，若长期服用或服用不当也有可能引起不适。

药膳不可盲目随意服用

服用药膳要有的放矢，针对体质、针对证型使用才能对身体有益，切忌虚实不分、寒热不分地盲目使用，既增加开支，亦伤害身体，任何中药服用过量都可能导致不适，"多吃补药，有病治病，无病强身"的观点是不科学的。迷信补药，如过量服用参茸类补品，可导致气滞或阳亢，出现腹胀、食欲缺乏，或面红耳赤、咽痛、流鼻血等不良反应。

其实调理身体除了药补和食补外，动补亦十分重要。所谓动补就是适当运动，适当锻炼身体，使气血得以流通全身，有助于身体健康及药力发挥最佳疗效。

常用于糖尿病药膳的中药

黄芪

【性味归经】甘、微温。归肺、脾经。

【功能主治】补气升阳，益卫固表，托毒生肌，利水消肿。主治脾胃气虚，中气下陷，内伤劳倦，消渴，脾虚泄泻，脱肛，气虚血亏，气虚血脱，崩漏，便血，气虚血瘀，表虚自汗，气虚浮肿，小便不利，痈疽不溃或溃久不敛，气虚外感。

【用法用量】水煎服，9～15g，大剂量可用至30～60g。

【禁　　忌】实证及阴虚阳盛者不宜单用本品。

【药理作用】口服黄芪能使血糖明显下降，并有利尿、抗衰老、抗疲劳、抗辐射、抗缺氧、保肝、降压、抗菌、增强机体免疫功能、消除尿蛋白、增强心肌收缩力、保护心血管系统等作用。

人参

【性味归经】甘、微苦、温。归脾、肺、心经。

【功能主治】大补元气，补脾益肺，安神益智，生津止渴，益气生血、益肾助阳，扶正祛邪，强身延年。主治劳伤虚损，气血虚脱，气虚亡阳，气虚亡阴，肺气虚弱，脾气不足，中气下陷，气阴两虚，气津两伤，身热口渴，消渴，不寐健忘、阳痿，早泄，遗精，尿频，体虚外感，邪实正虚等。

【用法用量】水煎服或另煎兑服，3～10g，大剂量可用至15～30g，宜文火另煎兑服，亦可熬膏，或入丸、散。

【禁　　忌】实证、热证忌单用本品。

【药理作用】人参皂苷对不正常血糖具有双向调节作用，能降低高血糖，升高低血糖，并与胰岛素有协同作用；能降低高脂血症；有镇痛、镇静与安定作用，能促进疲劳恢复，提高反应能力，改善记忆力。人参还可使蛋白质合成加强，增加心肌收缩力和冠状动脉血流量，抗心肌缺血缺氧；对骨髓的造血功能有保护和刺激作用；能提高机体对物理、化学、生物因素伤害的防御能力，提高机体适应性，增强机体免疫功能；有促性腺激素样作用，增强性腺功能。尚有抗过敏、抗休克、抗利尿及抗癌等作用。

党参

【性味归经】甘、平，归脾、肺经。

【功能主治】补中益气，补益肺气，生津生血，扶正祛邪。主治中气不足，脾胃虚弱，肺虚咳嗽，消渴，气血两亏，气津两伤，体倦乏力，气虚久泻，脱肛，气虚外感，正虚邪实等。

【用法用量】水煎服，9~15g，大剂量可用至30~60g，亦可熬膏或入丸、散；或和鸡、鸭、鸽子、猪蹄等食物一起煲汤或炖汤服用。

【禁　　忌】有实邪者忌单用本品。

【药理作用】能双向调节血糖，提高机体抵抗力，能抗疲劳，降血压，增强机体免疫功能，抗菌抑菌，祛痰镇咳，调节胃肠运动，抗溃疡，抑制胃酸分泌，提升放、化疗引起的白细胞减少等。

西洋参

【性味归经】甘、微苦、寒，归心、肺、肾经。

【功能主治】补气养阴，益肺清热，生津润燥。主治阴虚火旺之喘咳痰血，内伤消渴，体倦乏力，口渴引饮，虚热烦倦，肠热便血。

【用法用量】另煎兑服，3~6g，或入丸、散，亦可制成口服液、冲剂、胶囊等剂型服用。

【禁　　忌】中阳衰弱，胃有寒湿忌单用本品。

【药理作用】能抗缺氧，抗疲劳，抗应激，抗心律失常，抗心肌缺血，抗心肌氧化，增加心肌收缩力；能降低肝糖原含量，保护肝脏，调节血糖代谢；有镇静，抗惊厥，抗失血性休克，止血和抗利尿等作用。

麦冬

【性味归经】甘、微苦、微寒,归心、肺、胃经。

【功能主治】养阴润肺,益胃生津,清心除烦,凉血止血。主治肺阴不足、胃阴不足、燥热之干咳、咯血、衄血、虚热、消渴、便秘;热病伤津,口渴,咽干;心阴虚及热扰心营之心烦不眠、身热烦躁等。

【用法用量】水煎服,10～15g,或入丸、散,熬膏服。

【禁　　忌】脾胃虚寒泄泻,内有痰饮湿浊,外感风寒咳嗽者不宜用。

【药理作用】有降血糖,促进胰岛细胞恢复,提高免疫功能,提高机体适应性,抗心律失常,增加冠状动脉血流量,改善心肌缺血,抗菌抑菌,镇静等作用。

北沙参

【性味归经】甘、微苦、微寒。归肺、胃经。

【功能主治】养阴清肺,益胃生津,祛痰止咳。主治阴虚燥热的消渴;肺阴虚的肺热燥咳,痨嗽久咳,咽干喑喑,肺痿失声;胃阴虚或热伤胃阴的口渴咽干、胃痛、嘈杂、干呕等。

【用法用量】水煎服,10～15g,鲜品20～30g,亦可熬膏或入丸、散。

【禁　　忌】风寒咳嗽、肺胃虚寒者不宜用。

【药理作用】能调节机体代谢,解热镇痛。

石斛

【性味归经】甘、微寒,归胃、肾经。

【功能主治】养阴清热,益胃生津,补肾养肝明目,强筋骨。主治胃阴不足的消渴证与口渴咽干,食少呕逆,胃脘嘈杂、隐痛或灼痛;热病伤津的低热烦渴，病后虚热，虚烦失眠，潮热盗汗；肾虚目暗，视力减退，内障失明；肾虚痿痹，腰脚软弱等。

【用法用量】水煎服，10~15g,鲜品用 15~30g。或入丸、散,熬膏服。

【禁　　忌】凡虚而无火，湿热苔腻者不宜服用。

【药理作用】能促进胃液分泌，帮助消化；有一定的解热镇痛作用；可调节血糖代谢；抗衰老。

玉竹

【性味归经】甘、微寒，归肺、胃经。

【功能主治】养阴润燥,生津止渴。主治阴虚肺燥的干咳少痰；热病伤津，烦热口渴；消渴；阴虚外感等。

【用法用量】水煎服，10~15g。

【禁　　忌】阳虚阴盛，痰湿气滞者不宜用。

【药理作用】能降血糖，降血脂，降血压，增加冠状动脉血流量，改善心肌缺血，抗氧化，抗衰老。

生地黄

【性味归经】甘、苦、寒。归心、肝、肾经。

【功能主治】清热凉血、养阴生津。主治津伤口渴，阴虚内热消渴，肠燥便秘；热入营血，身热口干，烦躁口渴，甚至神昏谵语；血热妄行，吐血衄血，便血崩漏，热病发斑；骨蒸潮热，盗汗，干咳喑哑等。

【用法用量】水煎服，10~30g，鲜品用量可加倍。

【禁　　忌】脾虚湿滞，腹满便溏，胃纳欠佳，痰多者不宜用。

【药理作用】有强心，利尿，降低血糖，抑菌，止血，提高免疫功能，抗辐射损伤，抗肿瘤，镇静安神等作用。

枸杞子

【性味归经】甘、平。归肝、肾经。

【功能主治】补肾益精,养肝明目,补血安神,生津止渴,润肺止咳。主治肝肾不足的腰酸遗精,头晕目眩,视力减退,内障目昏,消渴,失眠健忘,心悸怔忡,阴虚劳嗽等。

【用法用量】水煎服,10～15g,亦可熬膏或入丸、散。

【禁　　忌】外邪实热,脾虚有湿者不宜单用本品。

【药理作用】能降血糖,抗衰老,抗突变,抗肿瘤,保肝护肝,降血脂,抗脂肪肝,能升高外围白细胞,增强网状内皮系统吞噬能力,增强细胞与体液免疫功能,对造血功能有促进作用。

淮山药

【性味归经】甘、平。归脾、肺、肾经。

【功能主治】益气养阴,健脾补肺,固肾益精。主治口渴多饮,小便频数的消渴;脾胃虚弱的食少体倦便溏,妇女带下,儿童消化不良;肺虚咳喘或肺肾虚弱的久咳久喘;肾虚不固的遗精、尿频,带下清稀等。

【用法用量】水煎服,10～30g。研末吞服,每次6～10g。补阴生津宜生用,健脾止泻宜炒用。

【禁　　忌】湿热壅盛,胸腹满闷者不宜单用本品。

【药理作用】能滋补机体,帮助消化,止咳祛痰,止泻,脱敏,降血糖。

薏苡仁

【性味归经】甘、淡、微寒。归脾、胃、肺经。

【功能主治】利水渗湿,健脾止泻,除痹,清热排脓。主治小便不利,水肿,脚气，脾虚泄泻，湿热淋证，湿痹拘挛，风湿身痛，肺痈，肠痈，肺胃内热消渴等。

【用法用量】水煎服，10～30g。清利湿热宜生用，健脾止泻宜炒用。

【禁　　忌】津液不足及孕妇不宜用。

【药理作用】能降血糖，降血压，解热，镇痛，减少肌肉挛缩，抑制癌细胞。

玉米须

【性味归经】甘、平。归膀胱、肝、胆经。

【功能主治】利水消肿，利湿退黄，泄热平肝，通络下乳。主治水肿，小便不利或短赤，淋痛，湿热黄疸，乳汁不通，吐血衄血，消渴等。

【用法用量】水煎服，15～30g，大剂量可用至60g以上。

【药理作用】能降低血糖，促进胆汁分泌，降低其黏稠性及胆红素含量，能增加血中凝血酶原，加速血液凝固，有较强的利尿作用，能抑制蛋白质的排泄，有明显而持久的降压作用。

葛根

【性味归经】甘、辛、凉。归脾、胃经。

【功能主治】解肌退热，生津止渴，透发麻疹，升阳止泻。主治外感表证，邪郁发热；热病口渴，阴虚消渴；麻疹初起，疹出不畅；高血压，头痛项强，心绞痛，热泻热痢，脾虚泄泻等。

【用法用量】水煎服，10～15g，大剂量可用至30g。退热生津宜生用，升阳止泻宜煨用。

【禁　　忌】胃寒及夏日表虚汗多者不宜用。

【药理作用】能扩张冠状动脉血管和脑血管，增强冠状动脉血流量和脑血流量，降低心肌耗氧量，增加氧供应；能直接扩张血管，使外周阻力下降，有明显的降压作用；能降血糖，抗心律失常；解热，解痉；能抑制血小板凝集；抑制痢疾杆菌。

三七

【性味归经】甘、微苦、温。归肝、胃经。

【功能主治】化瘀止血，活血止痛。主治各种内外出血证，尤以有瘀者为宜；并主治跌打损伤，淤滞疼痛；痛肿疼痛，冠心病心绞痛；缺血性脑血管病、脑出血后遗症等。

【用法用量】水煎服，3～10g；研末内服，每次1～1.5g。

【禁　　忌】孕妇及血虚出血无瘀者不宜用。

【药理作用】能降低血糖水平；既有止血作用，又有抗凝作用；能增加冠状动脉血流量，降低心肌耗氧量，促进冠状动脉梗阻区侧支循环的形成，增加心输出量，抗心律失常，降血压，抗炎镇痛，镇静，利尿，保肝，抗衰老，抗肿瘤。

杜仲

【性味归经】甘、温。归肝、肾经。

【功能主治】补肝肾，强筋骨，安胎。主治肝肾不足的腰膝酸痛，下肢痿软，阳痿尿频，虚劳消渴；肝肾亏虚，下元虚冷的五更泄泻，妊娠下血，胎动不安，胎漏滑胎，高血压等。

【用法用量】水煎服，10～15g。炒用疗效较生用为佳。

【禁　　忌】阴虚火旺者不宜用。

【药理作用】能降血糖，降血压，减少胆固醇的吸收，拮抗子宫收缩药的作用，增强机体免疫功能，镇静，镇痛，强心利尿，抗应激，抗衰老。

常用于糖尿病药膳的食物

黄豆

【性味归经】甘、平。归脾、大肠经。

【功能主治】健脾宽中,润燥消积,解毒消肿。主治脾虚疳积,大便秘结,腹胀羸瘦,水肿,疮痈肿毒,外伤出血。

【用法用量】内服,30～90g;或研末,炒食;外用适量,捣敷或炒焦研末调敷。

【药食原理】本品又称黄大豆,其血糖生成指数(GI)较低,在浸泡熬煮时的GI值仅为18。主要含丰富的蛋白质,其中含人体必需的多种氨基酸。所含脂肪主要为不饱和脂肪酸,并含磷脂、钙、磷、铁、钾、钠、胡萝卜素、维生素B、烟酸、叶酸、胆碱、大豆异黄酮、皂苷等。有降血压、降血脂,促进人体生长发育及利尿等作用。

大麦

【性味归经】甘、咸、凉。归脾、胃经。

【功能主治】和胃消滞,利水通淋,清热生肌。主治食滞泄泻,小便淋痛,水肿,消渴,烫火伤。

【用法用量】内服,30～60g,或研末服。外用适量,炒焦研末调敷或煎水洗。

【药食原理】本品的血糖生成指数为25,含淀粉、蛋白质、钙、磷、尿囊素等。尿囊素能促进溃疡愈合。

绿豆

【性味归经】甘、凉。归心、胃经。

【功能主治】清热解毒，消暑止渴，利水消肿，清胃厚肠。主治暑热烦渴，消渴，水肿，泄泻腹痛，丹毒痈肿，解热药毒。

【用法用量】内服，15～30g，或研末服。外用适量，研末调敷。

【禁　　忌】脾胃虚寒滑泄者不宜用。

【药食原理】本品的血糖生成指数为 27.2，每 100g 内含蛋白质 22.1g，脂肪 0.8g，糖类 59g，钙 49mg，磷 268mg，铁 3.2mg，胡萝卜素 0.22mg 等。有抑菌、降血脂及解毒等作用。

黑豆

【性味归经】甘、平。归肾、脾经。

【功能主治】活血，利水，祛风，解毒，补肾。主治水肿胀满，风毒脚气，黄疸浮肿，风痹痉挛，产后风痉，口噤，痈肿疮毒，消渴多饮，小便频数，解药物毒。

【用法用量】内服，9～30g；外用适量，研末掺敷或煮汁外涂。

【药食原理】本品又称黑大豆，其血糖生成指数为 42，内含丰富的蛋白质，并含脂肪、糖类、胡萝卜素、维生素 B、烟酸、大豆异黄酮、染料木素、皂苷等。其中的大豆异黄酮和染料木素具有雌激素样作用，大豆异黄酮对离体小鼠小肠有解痉作用。

豆腐

【性味归经】甘、凉。归脾、胃、大肠经。

【功能主治】益气和中，生津润燥，清热解毒。主治脾虚腹胀，休息痢，消渴，肺热咳嗽，赤眼肿痛，解硫黄、烧酒毒。

【用法用量】内服适量，煎汤或煮食。

【药食原理】本品一般由黄豆制成，其血糖生成指数为23.7。

小麦

【性味归经】甘、凉。归心、脾、肾经。

【功能主治】养心，益肾，除热，止渴。主治脏躁，烦热不安，消渴，泻痢，痈肿，外伤出血，烫伤。

【用法用量】内服，小麦煎汤，30～60g；或适量煮粥。外用适量，小麦炒黑研末调敷，或小麦面粉干撒或炒黄调敷。

【药食原理】本品整粒煮时的血糖生成指数为41，内含淀粉53%～70%，蛋白质约11%，糖类2%～7%，糊精2%～10%，脂肪约1.6%，粗纤维约2%。尚含少量谷甾醇、卵磷脂、尿囊素、精氨酸、淀粉酶、麦芽糖酶、蛋白酶等，参与体内营养物质的代谢过程。

菠菜

【性味归经】甘、凉。归胃、肠经。

【功能主治】养血，止血，清热除烦，生津止渴，润燥滑肠。主治衄血，便血，坏血病，消渴引饮，肝经有热，眼目昏花或夜盲症，大便涩滞。

【用法用量】内服适量，煮食或研末。

【药食原理】本品的血糖生成指数少于15，其可食部分每100g内含蛋白质2g，脂肪0.2g，糖类2g，粗纤维0.6g，灰分2g，钙70mg，磷34mg，铁2.5mg，胡萝卜素2.96mg，维生素$B_1$10.04mg，维生素$B_2$20.13mg，抗坏血酸32mg，草酸超过0.1g等。

蘑菇

【性味归经】甘、凉。归肺、胃、肠经。

【功能主治】健脾和胃,润肺化痰,行气消胀。主治呕吐,泄泻,胃纳欠佳,肺燥咳嗽,脘腹胀闷。

【用法用量】内服,9~15g。可煮汤或作菜肴。

【药食原理】本品每100g可食部分含水分93g,蛋白质2.9g,脂肪0.2g,糖类3g,粗纤维0.6g,灰分0.6g,钙8mg,磷6.6mg,铁1.3mg,硫胺素0.11mg,维生素B_2 0.16mg,烟酸3.3mg,维生素C 4mg等。有降血糖与抗菌作用。

苦瓜

【性味归经】苦、寒。归心、脾、胃、肝、肺经。

【功能主治】清暑涤热,清心明目,解毒。主治热病烦渴引饮,中暑,痢疾,目赤肿痛,痈肿丹毒,恶疮。

【用法用量】内服,6~15g,外用适量,捣烂外敷患处。

【禁　　忌】脾胃虚寒者不宜用。

【药食原理】本品含苦瓜苷、多种氨基酸、果胶等。有降糖作用。

藕

【性味归经】甘、寒。归心、脾、胃经。

【功能主治】生用能清热、凉血、散瘀,主治热病烦渴、吐血,衄血,热淋,跌打损伤;熟用能健脾,开胃,益血,生肌,止泻,主治脾胃虚弱,胃纳欠佳,泄泻呕吐、失血血虚等。

【用法用量】内服适量,生食、榨汁或煮食均可。外用适量,捣烂外敷。

【药食原理】本品含淀粉、蛋白质、天冬素,维生素C,多酚化合物等。

青瓜

【性味归经】甘、凉。入脾、胃、大肠、肺经。

【功能主治】清热解毒，止渴，利水消肿。主治身热烦渴，咽喉肿痛，目赤肿痛，痈疽肿毒，四肢浮肿，烫伤。

【用法用量】内服适量，煮熟或生食。外用适量，榨汁或研末调敷。

【药食原理】本品的血糖生成指数少于15，内含果糖、多种氨基酸、维生素B、维生素C、挥发油等。其中青瓜头部多味苦，苦味成分为葫芦素A、葫芦素B、葫芦素C、葫芦素D，而葫芦素C在动物实验中有抗肿瘤作用，毒性较低。

梨

【性味归经】甘、微酸、凉。归肺、胃经。

【功能主治】生津止渴，润燥通便，清热，化痰。主治热病津伤烦渴，消渴，热咳，痰热惊狂，噎膈，便秘。

【用法用量】内服适量，生食，或去皮、核后榨汁或熬膏服。外用适量，捣烂外熬或捣汁点眼。

【禁　　忌】脾虚便溏及寒咳不宜用。

【药食原理】本品的血糖生成指数为36，内含苹果酸、柠檬酸、果糖、维生素B、维生素C、烟酸等。

猪肉

【性味归经】甘、咸、平。归脾、胃、肾经。

【功能主治】滋阴，润燥，健脾，益气。主治热病伤津，消渴羸瘦，燥咳，便秘。

【用法用量】内服适量，煮汤、煲粥，或作菜肴。

【禁　　忌】湿热痰滞内蕴者慎服。

【药食原理】本品的瘦肉每100g约含蛋白质16.7g，脂肪28.8g，糖类1.1g，水分53g，钙11mg，磷177mg，铁2.4mg。肥肉每100g约含蛋白质2.2g，脂肪90.8g，糖类0.8g，水分6g，钙1mg，磷26mg，铁0.4mg。故瘦肉的营养价值较高。

牛肉

【性味归经】甘、平。归脾、胃经。

【功能主治】补脾胃，益气血，强筋骨。主治虚损羸瘦，消渴，脾胃虚弱，痞积，水肿，腰膝酸软。

【用法用量】内服适量，煮汤，煲粥，或做菜肴。

【药食原理】本品大体上每100g内含蛋白质20.1g，脂肪10.2g，维生素B_1 0.07mg，维生素B_2 0.15mg，钙7mg，磷170mg，铁3.2mg，其蛋白质所含必需氨基酸很多，故其营养价值较高。

鸡肉

【性味归经】甘、温。归脾、胃经。

【功能主治】温中健脾，益气养血，补肾益精，添髓。主治虚劳羸瘦，中虚纳呆食少，泄泻，下痢，消渴，水肿，小便频数，崩漏，带下，产后乳少，病后虚弱。

【用法用量】内服适量，煮汤炖汤，煲粥，或做菜肴。

【药食原理】本品每100g内约含水分74g，蛋白质23.3g，脂肪1.2g，灰分1.1g，钙11mg，磷190mg，铁1.5mg，维生素A、维生素B、维生素C、维生素E等。灰分含氧化铁、氧化钙、氧化镁、钾、钠、全磷酸、氯、硫等。

牛奶

【性味归经】甘、平。归心、肺、胃经。

【功能主治】补虚损,益肺胃,生津润肠。主治虚弱劳损,反胃噎膈,消渴,便秘。

【用法用量】内服,适量饮用。

【禁　　忌】脾胃虚寒泄泻,内有痰湿积饮者慎服。

【药食原理】本品的血糖生成指数为27.6,每100g约含水分87g,蛋白质3.1g,脂肪3.5g,糖类6g,钙120mg,磷90mg,铁0.1mg,维生素B_1 0.04mg,维生素B_2 0.13mg,抗坏血酸1mg,维生素A140U。

适宜糖尿病调理的药膳

中医学治疗糖尿病主要是根据该病共同的病因病机,以及每个患者在某一阶段的特点来进行辨病与辨证治疗,尤其着重运用辨证治疗的方法,即根据患者不同的证型分别选用不同的方药进行有针对性的治疗,为每个患者"量身定制"适合其特点的治疗方案。由于药膳是在膳食中加入了中药成分,用于协助治疗糖尿病,因此亦宜根据患者的证型来选用相应的药膳,以达到预期的效果,中药学称之为"辨证施膳",而这类药膳则称为辨证药膳。患者可在征求咨询专业医师的意见后,再决定选择何种药膳。

沙参玉竹粥

【用料】北沙参15g,玉竹15g(鲜品可用30～60g),葛根15g,大米50～100g,蚌肉50～100g,盐、生姜、葱花、植物油各适量。

【制法】

1. 北沙参、玉竹、葛根洗净，切碎，煎取浓汁后去渣。

2. 汁中加入大米、蚌肉、生姜及适量水，煮粥。

3. 粥成后加入适量盐、油、葱花等调味后即可食用。

【用法】一日内分两次进食，早、晚服用。

【功效】北沙参味甘微苦，性微寒，能养阴生津，清肺热。玉竹味甘，性微寒，能养阴润燥，生津止渴。葛根味甘辛，性凉，能解肌清热，生津止渴。蚌肉味甘咸，性寒，能清热养阴，明目解毒。故本药膳有清热润肺、生津止渴的功效。适宜于肺热津伤，症见口渴多饮、口舌干燥、烦热咳嗽的糖尿病患者。

沙参二冬茶

【用料】北沙参、麦冬、百合各 15g，天冬、玄参各 12g，生地黄 20g，葛根、石斛各 10g，普洱茶 6g。

【制法】

1. 把所有药物洗净，装入纱布袋内，与茶叶同放茶壶内。

2. 加水 1000ml，将茶壶置武火上烧沸后，再用文火煮 15 分钟，滤出汁液。

3. 再加入清水 600mg，又煎煮 10 分钟，滤出汁液。

4. 合并两次煎液，用纱布过滤即成。

【用法】一日内分三次饮用，每次饮 1/3。

【功效】北沙参、麦冬、天冬、百合味甘微苦，性微寒，均能养阴润肺，生津止渴，而北沙参尚能清肺热，麦冬、百合尚能清心除烦安神，天冬尚能清降虚火。生地黄、玄参味甘、苦，性寒，能清热凉血，养阴生津。葛根、石斛均能清热生津止渴。普洱茶味甘苦，性凉，能清头目，除烦渴，泄热毒。故本药膳具有清热养阴、润肺生津、清心除烦的功效。适宜于肺热津伤，兼见潮热盗汗、头痛、心烦的糖尿病患者。

蒲公英绿豆瘦肉汤

【用料】蒲公英 15g，绿豆 30g，大枣 5 枚，猪瘦肉 100～150g，生姜、植物油、盐各适量。

【制法】

1. 绿豆洗净浸泡约 30 分钟，猪瘦肉洗净切块，蒲公英洗净，大枣洗净去核，姜拍松。

2. 把瘦肉、蒲公英、绿豆、大枣、姜、油、盐同放入锅内，加水约 1500ml，武火烧沸后，文火煲 60 分钟即成。

【用法】一日内分两次服用，可作佐膳用，饮汤食肉。

【功效】蒲公英味甘苦，性寒，能清热解毒明目。绿豆味甘性寒，能清热解毒消暑，除烦止渴。大枣味甘性温，能补脾和胃，益气生津，防蒲公英、绿豆寒凉太过。猪瘦肉味甘咸，性平，能滋阴润燥，整个药膳有清胃热、止烦渴的功效。适宜于胃热炽盛，症见多食易饥、口渴消瘦、大便干燥的糖尿病患者。

五汁饮

【用料】梨、马蹄、莲藕各 100g，麦冬 30g，鲜白茅根 60～100g。

【制法】

1. 所有材料榨汁。

2. 若麦冬、白茅根不易榨汁，可先绞碎后加等量凉开水，浸润半小时后再榨汁。

3. 将五汁均匀混合。

【用法】可在一日内分多次饮用，每次服用 30～50g 为宜。

【功效】梨味甘微酸，性凉，能清热生津止渴，润燥通便。马蹄味甘性寒，能清胃热，降心火，化痰消积。莲藕味甘性寒，生用能清热，凉血，散瘀。麦冬味甘微苦，性微寒，能养阴润肺，益胃生津，清心烦。白茅根味甘性寒，能清热生津，凉血止血。故本药膳有清胃热、润燥生津止渴、清心除烦、凉血止血的功效。适用于胃热炽盛，兼见心烦口渴，噎膈反胃，甚至见吐血、咳血、衄血、尿血的患者。

党参枸杞子炖鱼头

【用料】党参、枸杞子、淮山药、芡实、玉竹各15g，豆腐200g，鲤鱼头1个（其他鱼头肥大者也可），生姜、葱、盐、橄榄油、胡椒粉各适量。

【制法】

1. 将鱼头去鳃洗净分为两半，涂上盐、油腌15分钟，并可用植物油略煎去腥味。

2. 党参、枸杞子、淮山药、芡实、玉竹洗净，浸泡20分钟。

3. 豆腐洗净，切成小块，与鱼头一起放入炖锅内，然后加入浸泡好的药材、生姜及800ml水或上汤或鸡汤。

4. 把炖锅置武火上烧沸，再用文火炖40分钟后，加入适量的盐、葱花与胡椒粉即成。

【用法】一日内分两次，早、晚饮用，并进食汤中的中药及鱼头、豆腐。

【功效】党参味甘性平，能补中益气，养肺生津；芡实味甘涩，性平，能益肾固精缩尿，健脾益气止泻；淮山药味甘性平，能益气养阴，补脾肺肾，固精缩尿，生津止渴；枸杞子味甘性平，能滋阴养肝补肾，明目止渴；玉竹味甘性微寒，能养阴润燥，生津止渴；鲤鱼味甘性平，能生津止渴。故本药膳有益气养阴、健脾益肺、养肝补肾的功效。适用于气阴亏虚，症见口渴引饮，能食与便溏并见，尿频量多，神疲乏力，自汗盗汗的糖尿病患者。

黄芪生地黄煲猪横䐌

【用料】黄芪 12g，生地黄、淮山药各 20g，猪横䐌 1 条，盐、生姜、橄榄油各适量。

【制法】

1. 黄芪、生地黄、淮山药洗净，浸泡 30 分钟。

2. 置于砂锅中，放入洗净的猪横䐌、生姜，加水 1000～1500ml，武火煮沸后，再用文火煲煮 1 小时左右，加入适量的盐、油即成。

【用法】一日内分两次，可作佐膳用，食肉饮汤。

【功效】黄芪味甘，性微温，能补气健脾，补肺益气，并通过补气以生血、生津、摄血、行血。生地黄味甘苦，性寒，能养阴生津清热。淮山药味甘性平，能益气养阴，补肺脾肾，固精缩尿，生津止渴。猪横䐌味甘、性平，能益肺，补脾，润燥。故本药膳有益气养阴、健脾补肺、生津润燥的功效。适用于气阴亏虚的糖尿病患者。

枸杞子生地黄蒸鸡

【用料】枸杞子 15g，生地黄、黄精各 20g，山萸肉 6g，乌鸡 1 只，生姜、盐、橄榄油各适量。

【制法】

1. 乌鸡掏空腹脏洗净。

2. 生地黄、黄精洗净切成细条状，然后与洗净的枸杞子、生姜一起放入鸡腹内，用竹签封口后将盛鸡的盘置于蒸笼中，用武火大气蒸熟后加入适量的盐、油，将鸡斩件后即可进食。

【用法】每日两次，佐餐食用，可分 2～3 天进食。

【功效】枸杞子味甘性平，能滋阴补肾，养肝明目，止渴。生地黄味甘苦，性寒,能养阴生津清热。黄精味甘性平,能滋肾润肺,益精固肾。山萸肉味酸涩,性微温,能补肾益精,固涩缩尿。乌鸡味甘性平,能益肾养阴退热。故本药膳有滋阴补肾、固肾益精、生津清热的功效。适用于肾阴亏虚,症见尿频量多,浑浊如脂膏,或尿甜,腰膝酸软,乏力,头晕耳鸣,口干唇燥,皮肤干燥瘙痒的糖尿病患者。

甲鱼滋肾汤

【用料】甲鱼(又称鳖)或乌龟1只,枸杞子30g,熟地黄15g,生姜、盐、植物油各适量。

【制法】

1. 将已宰杀的甲鱼或乌龟剁去头爪,揭开甲壳(鳖甲)或龟甲,清除内脏。

2. 鳖肉、鳖甲或龟肉、龟甲洗净切块,用植物油、盐、生姜片拌匀放置数分钟,再连同枸杞子、熟地黄放入锅内,加适量水后用武火烧开,再改用文火煲约1小时后加盐调味即可。

【用法】一日内可分两次食用,食肉饮汤。

【功效】甲鱼(鳖)味甘咸,性平,能滋阴清热,鳖甲尚能平肝息风,软坚散结。乌龟味甘咸,性平,能益阴补血,龟甲(又称龟板)尚能潜阳息风,益肾健骨,固经止血。枸杞子味甘性平,能滋阴补肾,养肝明目止渴。熟地黄味甘,性微温,能滋阴补血,益精填髓。故本药膳能滋阴清热,补肾固肾益精。适用于肾阴亏虚,兼见阴虚内热、骨蒸盗汗、阴虚动风、手足蠕动,或筋骨不健的糖尿病患者。

洋参虫草炖水鸭

【用料】西洋参6g,冬虫夏草6条,肉苁蓉10g,水鸭半只,生姜片、盐、植物油各适量。

【制法】

1. 水鸭掏空腹脏洗净、切块，用生姜片、盐、植物油拌匀，放置数分钟。

2. 再连同西洋参、冬虫夏草、肉苁蓉及适量水一起放入炖盅内，先用武火烧开，再改用文火炖1小时即成。

【用法】一日内分两次佐餐食用，饮汤食肉。

【功效】西洋参味甘微苦，性寒，能补气养阴生津。冬虫夏草味甘性平，能益肾壮阳，补肺平喘。肉苁蓉味甘咸、性温，能补肾阳，益精血，暖腰膝。水鸭味甘咸，性平，能滋阴养胃，益气补血。整个药膳能温肾壮阳，养阴益气。适用于阴阳两虚，症见小便频数，浑浊如膏，面容憔悴，耳轮干枯，腰膝酸软，畏寒肢冷，阳痿的糖尿病患者。

鹌鹑枸杞杜仲汤

【用料】鹌鹑1只，枸杞子30g，杜仲10g，生姜、盐、植物油各适量。

【制法】

1. 鹌鹑掏空腹脏洗净，可用植物油略煎。

2. 然后与枸杞子、杜仲、生姜一起放入砂锅，加适量水炖煮约1小时后，再加入盐调味即可。

【用法】吃肉喝汤，可隔日一次。

【功效】鹌鹑味甘性平，能补五脏，益中续气。枸杞子味甘性平，能滋阴养肝补肾，明目止渴。杜仲味甘性温，能补肝肾，强筋骨，暖下元。故本药膳有补肾壮阳、滋阴养肝的功效。适用于阴阳两虚的糖尿病患者。

川芎三七甲鱼汤

【用料】川芎、三七片各6g，甲鱼（又称鳖）1只，生姜片、盐、植物油各适量。

【制法】

1. 将已宰杀的甲鱼剁去头爪,揭开甲壳(即鳖甲),去内脏。

2. 鳖肉、鳖甲洗净切块,用植物油、盐、生姜片拌匀放置数分钟,再连同川芎、三七片放入锅内,加适量水后用武火烧沸,再改用文火煲约1小时后调味即可。

【用法】 一日内可分两次食用,食肉饮汤。

【功效】 川芎味辛性温,能活血行气,祛风止痛。三七味甘微苦,性温,能化瘀止血,活血止痛。甲鱼(鳖)味甘咸,性平,能滋阴清热,鳖甲尚能平肝息风,软坚散结。故本药膳具有行气活血、化瘀养阴的功效。适用于瘀血阻滞,症见口干尿多,形体消瘦,面色晦暗,肢体麻木或刺痛,入夜尤甚,或肌肤甲错、口唇紫暗的糖尿病患者。

鸡血藤丹参粥

【用料】 鸡血藤、丹参各15g,大枣4枚,瘦猪肉50～100g,大米50～100g,生姜、盐、植物油各适量。

【制法】

1. 鸡血藤、丹参洗净,浸泡20分钟。

2. 加水煎汤,在去除药渣后的药汤中再加入适量的水、大米、猪瘦肉、大枣、生姜煮粥。

3. 粥成后加入盐、油调味后即可食用。

【用法】 一日内可分两次食用。

【功效】 鸡血藤味甘苦,性温,能行血补血,舒筋活络。丹参味苦性微寒,能活血化瘀,凉血消痈,安神。大枣味甘性温,能补脾和胃,益气生津,养血安神。猪瘦肉味甘咸,性平,能滋阴润燥。故本药膳具有活血化瘀、益气补血、安神的功效。适用于瘀血阻滞,兼见气血不足、睡眠欠佳的糖尿病患者。

适宜糖尿病食用的降糖粥

药粥降糖方法简单易学，不需要掌握高深的理论，也不需要多少条件。药粥疗法集医学理论、民间医疗于一体，只要运用得当，可收到明显的防病治病效果。药粥疗法强调对糖尿病患者进行整体调理，有单纯药物所不及的独特疗效，更为重要的是药粥疗法能将平时治疗寓于美食之中，长期坚持能达到其他疗法所不及的治疗效果；对于无病之人还可以起到强身健体的作用，且无不良反应。如能长期坚持食用，大有裨益。

科学配制降低血糖的药粥

药粥虽为滋补强壮、延年益寿的食疗佳品，然而配制方法是否科学，却直接关系到食用口感、味道及其药效的高低。因此药粥的配制，应根据不同的药物性能与特点采用不同的配制方法，归纳起来，有以下几种形式。

1. **药汤煮粥法**　把中药煎取浓汁后去渣再与谷同煮粥食，这种方法较为常用，例如黄芪粥、麦冬粥、酸枣仁粥等。

2. **药末掺入法**　将中药研成细粉，再与米谷同煮，如菱粉粥、莲子粉粥、贝母粉粥等。为了便于制作与服食，可先把中药磨成粉状，与米一同煮为粥糊食用。

3. **药汁兑入法**　将药物煎煮取浓汁备用，待米粥即熟时兑入药汁再稍煮熬。质地滋腻、根块类或芳香类药物煮粥宜用本法。前者如鸡肉、猪蹄、猪心肺、熟地黄、玄参等，可用文火久煎取汁备用。后者如藿香、佩兰、薄荷、菊花、葱白等宜用武火急煎取汁。

4. **原汁拌和法**　待米粥煮至将熟时，把原药汁直接兑入粥中，拌和均匀令沸即成。此类药汁如烊化阿胶、龟胶、鹿胶、胆南星及牛乳、羊乳、甘蔗汁、萝卜汁、蜂蜜等。

5. **药米同煮法**　以中药直接与米谷同煮为粥，凡可供食用的中药，大部分均可采用这种煮制方法。例如山药、大枣、白扁豆、百合、茯苓、玉竹、胡桃等，均可切碎或捣为粗末与米煮粥。

制作降糖药粥的注意事项

1. **注意水量**　煮制药粥应掌握好用水量。如果加水太多，则无端地延长煮煎时间，使一些不宜久煎的药物失败。况且煎汁太多，患者难以按要求全部喝下。加水太少，则药物有效成分不易煎出，粥米也煮不烂。用水的多少应根据药物的种类和用米的多少来确定。

2. **注意火候**　煮药粥要掌握一定的火候，才能使煮制出来的药粥不干不稀，味美适口。在煮粥过程中，如果用火过急，则会使扬液沸腾外溢，造成浪费，且容易煮干；若用小火煎煮则费工费时。一般情况下，是用急火煎沸、慢火煮至成粥的办法。

3. **注意时间**　药粥中的药物部分，有的可以久煮，有的不可以久煮。有久煮方能煎出药效的，也有的煮久反而降低药效的。煎粥时间常是根据药物的性质和功用来确定的。因此把握好煎煮粥的时间极为重要。

4. **注意容器选择**　能够供煮粥的容器有砂锅、搪瓷锅、铁锅、铝制锅等。依照传统习惯，最好选用砂锅。为使药粥中的中药成分充分析出，避免因用金属锅（铁、铝制锅）煎熬所引起的一些不良化学反应，所以，用砂锅煎煮最为合适。新用的砂锅要用米汤水浸煮后再使用，防止煮药粥时有外渗现象。刚煮好后的热粥锅，不能放置冰冷处，以免砂锅破裂。

枸杞粳米粥

【用料】枸杞子 15g，粳米 100g。

【制法】

1.将枸杞子洗净,粳米淘洗干净,同放入锅内,加水适量。

2.将锅置大火上烧沸,用小火熬煮成粥即可。

【用法】每日早、晚温服,可长期食用。

【功效】滋补肝肾,生津止渴。用于糖尿病肝肾不足者,症见口舌干燥、头晕目眩、久视昏暗等。

黄芪粳米粥

【用料】生黄芪10g,粳米100g。

【制法】

1.将生黄芪切成薄片,放入锅内,加水适量,煎熬取汁。

2.粳米淘洗干净,连同黄芪汁一起放入锅内,加水适量,置大火上烧沸,再用小火熬成粥即可。

【用法】每日1剂,早、晚服用。

【功效】补益元气,健脾养胃。用于糖尿病气虚者,症见神疲乏力、心慌气短、体虚自汗、慢性腹泻。

扁豆粳米粥

【用料】白扁豆50g,粳米100g。

【制法】

1.将白扁豆洗净,放入锅内,粳米淘洗干净,待用。

2.在放有白扁豆的锅内加水适量,先用大火烧沸,再用小火熬煮。

3.煮至五成熟时,加入粳米,继续用小火煮至米开花汤稠即可。

【用法】每日2次,早、晚服用。

【功效】健脾养胃,清热止泻。用于糖尿病脾胃虚弱者。症见脘腹胀满、食少呕逆、慢性久泻。

葛根粳米粥

【用料】葛根 15g,粳米 100g。

【制法】

1.将葛根洗净切成薄片,加水磨成浆,取浆水(淀粉)晒干,备用。

2.将粳米淘洗干净,放入不锈钢锅内,加水适量,用大火烧沸,再用小火熬煮至半熟,加入葛根粉,继续煮熟即成。

【用法】一日分顿服。

【功效】清热生津。用于糖尿病阴亏津伤者。症见心烦口渴、头晕目赤。

菠菜内金粥

【用料】鲜菠菜根 250g,鸡内金 10g,粳米 100g。

【制法】

1.将菠菜根洗净、切碎与鸡内金一起放入锅内,加水约 500ml,煎煮 30 分钟。

2.将粳米淘洗干净放入锅内,适当加水,煮烂成粥并将上述煮熟的食物加入拌好,即可食用。

【用法】一日分 2 次服。

【功效】通利脏腑,止渴润肠。用于糖尿病脏腑失调者。症见口干舌燥、渴不思饮、脘腹胀满,尿赤便秘。

菠菜又叫菠棱、菠棱菜、角菜,被誉为清热通便的常青菜。按照中医养生原则,春季通肝,春季补五脏应以养肝为先。而众多蔬菜当中,最适宜养肝的就是菠菜。中医认为菠菜性甘凉，能养血、止血、敛阴、润燥，长于清理人体肠胃的热毒。现代医学研究还证实，菠菜可刺激胰腺分泌，助消化又能润肠，慢性胰腺炎、便秘、肛裂、痔出血者可常食多食，且菠菜根对糖尿病有治疗作用。

地骨皮粥

【用料】地骨皮10g，桑白皮10g，麦冬15g，面粉100g。

【制法】先煎3味药，去渣，取汁，与面粉共煮为稀粥。

【用法】早、晚食用或渴即食之，不拘时。

【功效】清肺，生津，止渴。适用于消渴(糖尿病)、多饮、身体消瘦者。

山药猪肚粥

【用料】猪肚150g，山药50g，葱、姜适量。

【制法】将猪肚煮熟，再入山药同炖至烂，稍加盐调味。

【用法】空腹食用，每日1次。

【功效】滋养肺肾。适用于糖尿病消渴多尿者。

猪肚粳米粥

【用料】雄猪肚1具，粳米100g，豆豉、葱、椒、姜各适量。

【制法】先将猪肚洗净，煮取浓汤，去肚，入粳米煮作粥，再下豆豉、葱、椒、姜等调料。

【用法】早、晚食用。

【功效】补中气，健脾胃。可防治糖尿病。

萝卜粳米粥

【用料】新鲜萝卜约 250g，粳米 100g。

【制法】将新鲜萝卜洗净切碎，同粳米煮粥。或用鲜萝卜捣汁和米同煮粥。

【用法】早、晚餐温热食用。

【功效】化痰止咳，消食利膈，止消渴。适用于老年性糖尿病及老年慢性气管炎。

【禁忌】忌同时服用何首乌、地黄等中药；脾胃虚寒者不宜服。

天花粉粳米粥

【用料】天花粉 15g，粳米 100g。

【制法】天花粉与粳米同煮粥。

【用法】每日两次，3 天为 1 个疗程。

【功效】可防治糖尿病及热病伤津、口渴多饮。

南瓜莜麦粥

【用料】黄芪粉 10g，青嫩南瓜 2000g，莜麦片 100g。

【制法】将南瓜洗净，剖开，去籽，切成 1cm 见方的小丁块，入锅，加水煮至半熟，撒入黄芪粉、莜麦片，搅拌均匀，以小火再煮至沸，继续煨煮 10 分钟即成。

【用法】早、晚分食，应注意严格限制并减少早、晚餐主食摄入量。

【功效】补肾健脾，止渴降糖，降血脂。适用于肾阴亏虚型糖尿病。

南瓜粟米粥

【用料】青嫩南瓜 250g，麦冬 15g，粟米 50g。

【制法】将南瓜洗净，切成小方块，入锅，加水煮至六成熟时调入洗净的粟米，煮沸后加麦冬，充分拌和均匀，熬煮至粟米熟烂即成。

【用法】早、晚分食，当日吃完。

【功效】滋阴补肾，健脾止渴，降血糖。适用于各型糖尿病，对合并高血压、血脂异常、肥胖症、动脉粥样硬化等病症尤为适宜。

黑豆苡仁粥

【用料】黑豆 100g，薏苡仁 60g。

【制法】将黑豆、薏苡仁分别淘洗干净，一并放入锅内，加清水适量，先以大火煮沸，再改用小火煮 1 小时左右，以黑豆熟烂为度，调味。

【用法】早、晚分食。

【功效】补肾利湿，降低血糖。适用于各型糖尿病。

玉米须芦笋粥

【用料】芦笋 50g，玉米须 200g，薏苡仁 50g，粟米 50g。

【制法】将鲜芦笋拣杂，洗净，切碎后盛入碗中，备用。再将玉米须洗净，切成碎小段，放入双层纱布袋中，扎紧袋口，与洗干净的薏苡仁、粟米一同放入砂锅，加水适量，大火煮沸后，改用小火煮 30 分钟，取出玉米须纱袋，滤尽药汁。调入切碎的芦笋，继续用小火煮至薏苡仁熟烂如酥，粥黏稠即成。

【用法】早、晚分食。

【功效】清热利湿，降低血糖。适用于各型糖尿病。

燕麦牛奶粥

【用料】燕麦片150g，牛乳250ml。

【制法】锅内加适量水，烧沸，倒入燕麦片、牛乳煮沸，用勺不断搅拌，即可出锅。

【用法】早、晚分食。

【功效】补气养阴，润肠降糖。适用于各型糖尿病，对习惯性便秘尤为适宜。

绿豆燕麦粥

【用料】燕麦片100g，绿豆50g。

【制法】将绿豆去杂，洗净，放入锅中，加水适量，煮至绿豆熟烂开花，下入燕麦片，搅匀即成。

【用法】早、晚分食。

【功效】消食降脂，清热降糖。适用于各型糖尿病。

赤豆燕麦粥

【用料】燕麦片100g，赤小豆50g。

【制法】将赤小豆去杂，洗净，放入锅内，加水适量，煮至赤小豆熟烂开花，下入燕麦片搅匀即成。

【用法】早、晚分食。

【功效】消食降脂，清热降糖。适用于各型糖尿病。

赤豆高粱粥

【用料】赤小豆120g，高粱米100g。

【制法】将高粱米、赤小豆淘洗干净，一同放入高压锅内，倒入适量清水，盖上盖儿，置大火上，水沸后，盖上阀，转微火继续煮25分钟即成。

【用法】早、晚分食。

【功效】降糖调脂。适用于各型糖尿病，对血脂异常者尤为适宜。

羊肉萝卜粥

【用料】羊肉500g，白萝卜100g，葱花5g，生姜末5g，黄酒10ml，五香粉10g，精盐4g，麻油25ml，橘皮5g，羊肉汤1500ml，高粱米150g。

【制法】橘皮洗净切成末；羊肉洗净切成薄片，放入锅中，加羊肉汤、黄酒、五香粉、橘皮末，煮至羊肉碎烂，再加入淘洗干净的高粱米和切成细丁的白萝卜，一同煮成稀粥，加入精盐、葱花、生姜末、麻油调味即成。

海带粟米粥

【用料】海带50g，陈粟米100g，精盐、味精各适量。

【制法】将海带用水泡发，洗净，切碎，再剁成碎末状，盛入碗中，备用。将陈粟米淘洗干净，放入砂锅，加适量水，大火煮沸后改用小火煨煮30分钟，调入海带碎末，搅拌均匀，继续煨煮20分钟，待粟米酥烂，加精盐、鸡精，调味即成。

【用法】早、晚分服。

【功效】清热解毒，补虚止渴，降血糖。适用于各型糖尿病。

海带莜麦粥

【用料】海带50g，莜麦100g，精盐、味精各适量。

【制法】将海带用温水泡发，洗净，切碎，再剁成碎末状，盛入碗中，备用。

将莜麦淘洗干净，放入砂锅，加适量水，大火煮沸后改用小火煨煮 30 分钟，调入海带碎末，搅拌均匀，继续煨煮 20 分钟，待莜麦酥烂，加精盐、味精，调味即成。

【用法】早、晚分食。

【功效】清胃解毒，补虚止渴，降血糖。适用于各型糖尿病。

海参黄芪粥

【用料】海参 50g，黄芪 30g，陈粟米 100g，黄酒、葱花、姜末、精盐、味精、五香粉各适量。

【制法】将海参洗净，放入锅中，加水煮烂，移入清水中浸泡 6 小时，捞出，切细后盛入碗中，备用。将黄芪洗净，切成薄片，放入砂锅，加水煎煮 30 分钟，过滤取汁，与淘洗的陈粟米同入砂锅，加适量水，大火煮沸后调入切细的海参，改用小火煨煮 1 小时，待粟米酥烂烹入黄酒，并加葱花、姜末、精盐、味精、五香粉，调味，拌匀即成。

【用法】早、晚分食。

【功效】养血润燥，益气止渴，降血糖，适用于阴阳两虚型糖尿病。

洋参核桃粥

【用料】西洋参 3g，核桃仁 10g，茯苓 15g，生姜 5g，粳米 100g。

【制法】将西洋参、茯苓同煎取汁，共 3 次。合并 3 次煎液。将核桃仁捣烂，与药汁、生姜、粳米（预先淘净）共煮为粥。亦可将药汁与核桃仁分成两份，早、晚分别与粳米煮粥食用。

【用法】早、晚分食。

【功效】双补阴阳，补脾益肺，宁神降糖。适用于阴阳两虚型糖尿病。

陈皮海带粥

【用料】海带、粳米各100g，陈皮2片。

【制法】将海带用温水浸软，换清水漂洗干净，切成碎末；陈皮用清水洗净。将粳米淘洗干净，放入锅内，加水适量，置于火上，煮沸后加入陈皮、海带，不时地搅动，用小火煮至粥成即可。

【用法】早、晚食用。

【功效】补气养血、清热利水。适用于各型糖尿病。

海藻双仁粥

【用料】海藻15g，海带15g，甜杏仁10g，薏苡仁60g。

【制法】将以上前3味加适量水，煎煮药汁，去渣后与洗净的薏苡仁一同熬煮成粥。

【用法】早、晚食用。

【功效】补钙化痰，降脂降糖。适用于各型糖尿病。

食用降糖粥应注意事项

糖尿病患者应用药粥时，应做到根据病情辨证选粥。因为中药有寒热温凉的不同性味，所以，药粥随着加入药物的不同，性味也有差异。寒证用温性粥，热证用寒凉粥，气虚用补气粥，血虚用补血粥等，都必须注意，切不可不讲究药性，滥施妄用。药粥的配制煎煮方法，是根据不同药物的性能与特点决定的。有把中药煎煮弃渣取汁，再与米谷煮粥的；有以原汁同米煮粥的；有用中药直接同米谷煮粥的；还有先将中药研为细粉，与米谷煮粥的。煎煮方法是否科学合理，直接影响降糖粥的疗效。

有益于血糖稳定的降糖汤

汤羹保健是我国饮食文化与中医药文化相结合的产物，厨师调五味，专业医师亦调五味，既有共性又有不同之处，对食疗的把握即是将两者巧妙地结合在一起。无论是从历史源流、方药构成、制作过程、科学分析各个方面来看，汤羹保健都是饮食与医药的精华所在。但需要说明的是，作为糖尿病患者的保健汤羹，首先应满足食物应该具有的色、香、味、形等基本要求；而从作为药的方面来说，则应尽量发挥食物本身的功效，合理搭配，辨证用膳。即使需要加入药物，药物的性味也要求尽量甘、淡、平和、无异味，不能因用药就丢了膳。

百合芦笋汤

【用料】百合50g，罐装芦笋250g，精盐、味精、料酒、鲜汤各适量。

【制法】

1.将百合入温水中浸泡，发好后洗净。

2.净锅中放入鲜汤，把发好的百合放入锅内加热煮沸一段时间，捞出百合，在汤中加入料酒、精盐、味精，把调好味的汤盛入装芦笋的碗内即成。

【用法】佐餐食用。

【功效】补益肝肾。适宜于糖尿病患者食用。

百合是常用的保健食品和中药，因其鳞茎瓣片紧抱，"数十片相摞"，状如白莲药,故名"百合"。百合分为细叶百合、麝香百合。人们常将百合看作团结友好、和睦相处的象征。民间每逢喜庆节日,有互赠百合的习俗,或将百合做成糕点之类食品,款待客人。百合为药食兼优的滋补佳品,四季皆可食用,但更宜于秋季。

葱姜豆腐汤

【用料】嫩豆腐块2块,植物油15g,葱3棵,姜3片,精盐3g,味精2g。

【制法】将豆腐洗净,切成片,放入油锅内煎至微黄捞出。葱洗净,用热水泡软,逐棵绕成葱结。将汤锅置火上,放油烧热,下入精盐爆炒姜片。加入清水、豆腐片煮一会儿,再放入葱、味精。待汤开后,盛入汤碗内即成。

【用法】佐膳食用,每日两次,每次1小碗。

【功效】补气养血。用于糖尿病气血亏虚者,症见神疲乏力,口舌干燥,心烦失眠,消瘦出汗。

鲜味螺汤

【用料】螺蛳450g,鸡汤500g,精盐2g,料酒3g,味精1g,葱15g,姜3g,紫苏、薄荷叶各少许。

【制法】将螺蛳洗净,用刀将其尾部敲破。紫苏、薄荷叶洗净备用。姜拍破,与葱、料酒投入锅内炒片刻,再将螺蛳和紫苏、薄荷叶、精盐、味精、鸡汤一同煮熟。上桌时去紫苏、薄荷叶、姜葱即可。

【用法】佐餐食用。

【功效】补益肝肾。适宜于糖尿病患者饮用。

小豆鲤鱼汤

【用料】大鲤鱼1条(约500g),赤小豆30g,陈皮10g,草果2个,小椒10g,食盐3g,姜2g。

【制法】先将鱼宰杀,去鳞,去鳃及内脏,洗净。赤小豆、陈皮、草果、小椒、姜一起加水煎煮至赤小豆开花,再把洗净的鲤鱼下入锅中,煮沸后小火煮熟即成,加入食盐。

【用法】佐餐食用。空腹食肉喝汤作为辅助食疗。

【功效】利水止渴。主治消渴、水肿、黄疸、脚气等。

海蜇马蹄汤

【用料】海蜇头60g,生荸荠60g。

【制法】先将海蜇头漂洗去咸味,生荸荠洗净去皮。两物同入锅中,加清水煎煮至熟。

【用法】佐餐食用。服用时可将蜇头和荸荠取出蘸酱油食用,汤可不拘时饮之。

【功效】清热泻火,益阴生津。适用于心烦口渴多饮及耳聋耳鸣等。

海蜇荸荠汤

【用料】海蜇30g,鲜荸荠15g,葱、姜、蒜适量。

【制法】海蜇以温水泡发,洗净,切碎,荸荠去皮洗净,共同放入锅中,加水以小火煎,放入佐料,煮约1小时即成。

【用法】佐餐食用。顿服或分次饮用均可。

【功效】滋阴清热。可治疗消渴多饮、口燥咽干以及阴虚内热型支气管炎、糖尿病等。

地黄核桃汤

【用料】地黄粉10g,核桃肉300g,鲜鸡肉600g,葱、生姜、黄酒、鲜菜心、味精、精盐各适量。

【制法】将鸡肉洗净放入锅中,加清水、生姜、葱,烧开后撇去浮沫,再加黄酒移小火上烧煮。待鸡肉熟透,加核桃肉(压成茸状)、精盐再烧几分钟,取出鸡肉切成条状,菜心放在碗内,鸡肉条放上面,地黄粉、味精入汤中烧几分钟,搅匀注入碗内即成。

【用法】当菜佐餐,适量食用。

【功效】双补阴阳,益精养血,温中益气。适用于阴阳两虚型糖尿病。

枸杞西芹汤

【用料】枸杞子15g,西芹20g,白菜100g,瘦肉50g,绍酒10g,葱段10g,姜块5g,精盐3g,生素油30g。

【制法】把猪瘦肉洗净,切薄片;西芹、白菜切段;枸杞子洗净,去杂质;葱切段,姜切丝。把炒勺置中火上烧热,加入素油,烧六成熟时,加入葱、姜煸香,加入上汤30ml,烧沸,加入瘦猪肉、枸杞子、白菜、绍酒、盐,烧煮15分钟即成。

【用法】上、下午分食。

【功效】滋阴补肾,平肝清热。适用于阴虚阳浮型糖尿病。

桑葚猪胰汤

【用料】猪胰脏1条,桑葚30g,鸡血藤30g,黑豆60g,油、盐各适量。

【制法】将猪胰去除膜脂,洗净后切成块状。用适量水及其他材料一起放进煲内,煎煮至一半水分量,调味即成。

【用法】当菜佐餐,吃黑豆、猪横利饮汤。

【功效】滋补脾肾,养阴润燥。适用于肾阴亏虚型糖尿病。

鲜莲银耳汤

【用料】干银耳 10g,鸡清汤 1000g,鲜莲子 30g,料酒、精盐、味精各适量。

【制法】把发好的银耳放入一大碗内,加清汤 150g 蒸 1 小时左右,将银耳完全蒸透取出。鲜莲子剥去青皮和一层嫩白皮,切去两头,捅去心,用水氽后,仍用开水泡起。烧开鸡清汤,加入料酒、盐、白糖、味精少许,将银耳、莲子装在碗内,注入清汤即可。

【用法】早、晚分食。

【功效】滋阴润肺,健脾生津。适用于燥热伤肺型糖尿病。

枸杞杜仲汤

【用料】枸杞子 30g,杜仲 15g,黄芪 15g,鹌鹑 1 只,料酒。

【制法】将枸杞子、黄芪洗净,枸杞子用温水浸泡片刻;黄芪切成片,备用。杜仲洗净后,切成片状,放入砂锅,加水浓煎 2 次,每次 30 分钟,合并 2 次滤液,浓缩至 100ml,待用。将鹌鹑宰杀,去毛、爪及内脏,洗净后,与枸杞子、黄芪片同入砂锅,加清水适量,先用大火煮沸,烹入料酒,改用小火煨煮 1 小时,待鹌鹑肉熟烂,加入杜仲浓缩液,再煮至沸即成。

【用法】佐餐当汤,适量食用。吃鹌鹑,喝汤,嚼食枸杞子、黄芪。

【功效】补益肝肾,止渴降糖。适用于肾阴亏虚型糖尿病。

洋参银鱼羹

【用料】银鱼 200g，淮山药 100g，黄芪 30g，西洋参 3g，黄酒、葱花、姜末、精盐、味精、麻油各适量。

【制法】先将淮山药、黄芪分别洗净，切片后晒干或烘干，共研成细末。再将西洋参洗净，切片，晒干或烘干，研成极细末。将银鱼洗净，放入煮沸的汤锅中，用小火煨煮 5 分钟，烹入黄酒，加淮山药、黄芪细末，拌和均匀，用小火继续煨煮 20 分钟，待银鱼酥烂、汤成稀羹状时调入西洋参细末，加葱花、姜末、精盐、味精，调和均匀，淋入麻油即成。

【用法】当菜佐餐，适量服食。

【功效】清热解毒，补虚润燥，降血糖。适用于肾阴亏虚型糖尿病。

枸杞鳝鱼羹

【用料】枸杞子 30g，银耳 30g，鳝鱼 300g，植物油、葱花、姜末、精盐、味精、五香粉各适量。

【制法】将鳝鱼宰杀，剖背脊后除去骨、内脏、头、尾，洗净，切碎，剁成鳝鱼糊，放入盘中备用。将枸杞子洗净，用温水浸泡 30 分钟。银耳洗净后用温水泡发，撕成朵瓣，用清水冲一下，待用。汤锅置于火上，加植物油，用大火烧至六成热，加少许清汤，并用清水补足至 1000ml，加银耳、枸杞子，大火煮沸，改用小火煨煮 30 分钟，调入鳝鱼糊，烹入黄酒，继续煨煮 20 分钟，待鳝鱼肉酥烂、汤稠成羹时加葱花、姜末、五香粉、精盐、味精，拌和均匀，用湿淀粉勾薄芡，淋入麻油即成。

【用法】当菜佐餐，随餐服食，当日吃完。

【功效】滋阴补虚，益气止渴，降血糖。适用于阴阳两虚型糖尿病。

海参猪胰汤

【用料】海参100g,猪胰1只,鸡蛋1个,山药60g,食盐、味精各适量。

【制法】将海参水发切片,猪胰、山药洗净切片,倒入锅中加水煮熟,打散鸡蛋1个,调味即成。

【用法】当菜佐餐,适量食用。

【功效】滋补脾肾,养阴润燥。适用于肾阴亏虚型糖尿病。

土茯苓猪骨汤

【用料】猪脊骨500g,土茯苓50g。

【制法】猪脊骨洗净放锅内,加水煨汤,煎成3碗,去骨及上层浮油。土茯苓洗净,切片,加入猪骨汤内再煮,煎至两碗即成。

【用法】每日服1剂。

【功效】清热润燥,补阴益髓。适用于燥热伤肺型糖尿病。

公英瘦肉汤

【用料】蒲公英15g,猪瘦肉150g,绍酒10g,生姜5g,葱段10g,精盐2g,大枣5枚。

【制法】把瘦肉洗净,切成4cm见方的块;蒲公英洗净;大枣洗净去核;姜拍松、葱切段。把瘦肉、蒲公英、姜、葱、绍酒、盐、大枣同放入炖锅内,加入上汤1000ml,大火烧沸,小火煲50分钟即成。

【用法】当菜佐餐,适量食用。

【功效】清阴养胃。适用于各型糖尿病,对胃燥津伤型糖尿病尤为适宜。

配制降糖汤的注意事项

药膳降糖汤虽为滋补强壮、延年益寿的食疗佳品,然而配制方法是否科学,却直接关系到食用口感、味道及其药效的高低。因此药膳降糖汤的配制,应根据不同药物的性能与特点采用不同的配制方法,归纳起来,有以下几种形式。

1. 药膳降糖汤的配方需遵循两个原则:一是中医方剂组成的主次辅佐关系,二是膳食的调配原则。前者在组成药膳降糖汤配方时,对所使用的原料应有主次辅佐关系。后者主要是使药膳降糖汤既有中药的特点又要符合膳食的要求,有色、香、味、形、质等方面的美感。二者必须互相协调,有利于增强药膳降糖汤的食疗效果。

2. 药膳降糖汤配方要分清主次关系,除与配方中各种原料的作用有关外,也和各种原料的用量密切相关。一般来说,居于主要地位的原料其用量应大于其他原料,而一般性食物原料如大米、面粉和某些蔬菜、肉类,由膳食种类如汤饭、糕点、菜肴所决定,它们虽占有较大的分量,一般并不居于主要地位。

喝茶有益于糖尿病防治

喝茶能预防糖尿病,对糖尿病亦有辅助治疗作用。这是因为茶叶中所含的维生素C、维生素E的量比一般水果高出5~25倍,而且所含的茶多酚和茶碱等成分能改善微血管壁的渗透性能,有效增强血管的抵抗能力,防止血管壁物质的过氧化,可以降低血液中的中性脂肪和胆固醇,防止血管硬化。现代医学研究也认为茶叶具有抗凝血和促进纤维蛋白溶解的作用,能有效防止血凝，不致造成血栓、血瘀而导致动脉栓塞。尤其是绿茶，长期科学实验证明有很好的保健作用。但需要指出的是，以喝茶来治疗糖尿病只能作为辅助手段；要控制血糖，还需要药物的使用。在茶叶的种类选择上，绿茶由于加工程序少，加热时间短，能够很好地保留多酚类物质和维生素 C，所以得到了大多数糖尿病患者的追捧。但也不是说其他种类的茶对糖尿病没有作用。

喝红茶降低餐后血糖的峰值

红茶对糖尿病患者同样有好处，因为它能够刺激胰岛素的分泌，降低餐后血糖的峰值。研究者给 16 名志愿者喝含有 75g 葡萄糖的溶液，不过糖液有 4 种配制方法：第 1 组是白水配的，第 2 组是白水加咖啡因配的，第 3 组是用 1g 茶包溶出的红茶水配的，第 4 组是用 3g 茶包溶出的红茶水配的。然后观察他们喝下糖水后 150 分钟内的血糖和胰岛素反应。结果发现，1g 茶包就能让受试者的 120 分钟血糖更加平稳，而咖啡因丝毫没有帮助。这可能是因为红茶中的大量多酚类物质引起的。很多地区的居民习惯于食用肉制品，同时也喜爱红茶，是一个比较科学的饮食搭配。高血脂患者和肥胖者饮用红茶，也是有益控制病情的。

凉开水泡茶降血糖效果明显

刘老师今年已逾古稀，有 30 年高血压病史、20 多年冠心病及高脂血症病史。但刘老师的血糖一直控制得很好。10 年前刘老师到医院检查身体，专业医师说刘老师的血糖已超出正常范围，要想办法降血糖，这引起刘老师的高度重视。后来刘老师听说"用凉开水泡茶可降血糖"，就进行了试验。刘老师开始每天用凉开水泡 5g 绿茶，每天饮 3 次，每次 100ml，饮过茶，再把泡过的茶叶吃了。这样断断续续地饮凉开水泡的茶 3 个月后，再次到医院复查，空腹血糖已降到正常范围。"凉开水泡茶"也就成了刘老师控制血糖的"秘方"。

用凉开水泡茶防治糖尿病的方法，近年在国外也十分盛行。那么"用凉开水泡茶可降血糖"有没有医学道理呢？据日本科学家分析，茶叶中既含有能促进胰岛素合成的物质，又含有能去除血液中过多糖分的多糖类物质。这种多糖类物质在粗茶叶中含量最高，绿茶其次，红茶最低。由于多糖类耐热性不强，用热开水浸泡，易使其遭到破坏，所以必须用凉开水浸泡才能发挥其作用。

日本药学研究人员曾让1000多位糖尿病患者饮用凉开水泡的浓茶水半年后进行随访，发现其中80%的人病情明显减轻。除了凉开水泡茶以外，还可以用矿泉水泡茶，其效果更好。用凉开水泡茶的具体制法是：每天可取粗茶10g，用凉开水浸泡5个小时，每次饮50～150ml，每天3次，一般坚持饮40～60天，即可收到效果。可见用凉开水泡茶降血糖还是花钱少又能治病的一种妙法呢。

糖尿病患者喝浓茶对健康不利

茶有提神醒脑、促进消化、有益健康的作用，与人们的生活密切相关。然而，如果饮茶过浓，就会伤害身体。对于糖尿病患者来说，注意饮茶的浓度对保护自己的身体健康尤为重要。一般来说，糖尿病患者经常性地大量饮用浓茶容易出现很多身体不适症状。

糖尿病患者喝浓茶易产生便秘。茶叶中的鞣酸不但能与铁质结合，还能与食物中的蛋白质结合生成一种不易消化吸收的鞣酸蛋白，导致便秘。对于患有便秘症的糖尿病患者来说，喝浓茶可能会使便秘更加严重。

糖尿病患者喝浓茶易使血压升高。饮茶与吸烟、饮酒和饮咖啡一样是引起血压升高不可忽略的因素，尤其是饮茶量大且爱饮浓茶者。临床观察，饮浓茶可使血压升高，这可能与茶叶中含有咖啡碱活性物质有关。另外，过量喝浓茶能加重心脏负担，会产生胸闷、心悸等不适症状。

现代药茶的概念与作用

药茶是中医传统治疗方法之一，有着悠久的历史。有的药茶是由茶或药物组成的，经加工制成，是可供饮用的具有治疗作用的特殊饮品，它们既可供人们在工余、饭后饮用解渴，又可以防治疾病，缓衰抗老。有的药茶是以"茶"的形式出现的，与平时所说的茶饮不完全相同，可以说只是饮用形式相同。但不管药茶是以何种形式出现，从疗效上看，药茶的有效成分溶出量大，药液质量好，具有携带方便、冲泡饮用易于接受、便于长期饮用等优点。正是由于药茶具有方便、有效、天然、节约的优点，而且既有针对性，又有灵活性，所以也就决定了药茶在临床运用上的广泛性，受到了人们欢迎。在我国古代医籍里，有关药茶治病的方法随处可见。药茶一般作用持久而缓和，并无呆滞中焦脾胃之弊，还可以减少服药的情绪负担，是一种既有汤剂之优点，又十分方便的剂型，有利于患者的调养和治疗。尤其是对素有饮茶嗜好的患者，更容易接受。经常坚持饮用，辅以饮食疗法，可以达到治疗疾病、控制症状的效果。

适宜糖尿病患者喝的降糖药茶

药茶疗法是指应用某些中药或具有药性的食品，经加工制成茶剂及汤、浆、汁、水等饮料，用于防治疾病的一种方法。药茶不同于一般的茶饮，需要根据糖尿病患者的症状，依据药物的性能特点进行配方，并依据药茶的浸泡特点进行操作。药茶应用于临床，使用方便，口味清甜，疗效可靠，具有既可治病又可养生之优点，深受患者欢迎。现介绍几种能降糖的药茶方，以供患者选用。

天花粉降糖茶

【配方】天花粉100g。

【制法】将天花粉加工制成粗末，每日15～20g，沸水冲泡，加盖，焖几分钟即成。

【用法】每日代茶频饮。久服效果明显。

【功效】清热，生津，止渴。主治消渴、身热、烦闷、大热，并能补虚安神。适用于糖尿病肺胃燥热，生津止渴作用尤佳。

菟丝子茶

【配方】菟丝子15g。

【制法】将菟丝子碾碎，用纱布包好，放入杯中，沸水冲泡。

【用法】每日代茶频饮。可以经常服用。

【功效】补肾益精。适用于肝肾阴虚的消渴症。

田螺降糖茶

【配方】田螺10只。

【制法】洗去泥沙，加清水煮汤代茶饮。

【用法】每日代茶频饮。

【功效】清热止渴。适用于糖尿病消渴多饮症。

田螺

　　田螺又名香螺,通常生活在池塘、水田、小溪或河沟里。田螺个头不大,肉不多,其真正的肌肉只是螺口伸出来的头和足。购买田螺时,要挑选个大、体圆、壳薄的,掩片完整收缩,螺壳呈淡青色,壳无破损,无肉溢出,掂之有较重感。要注意选择活田螺,市面供应的田螺难免生死混杂,挑选时可用小指尖往掩盖上轻轻压一下,有弹性的是活螺,否则便是死螺。买回来后要养几天才行,首先用清水洗干净,然后用盆(或桶)放入清水将田螺养着,再滴几滴植物油在上面(让它把肚子里的脏东西吐出来),每天换一次水,5～7天就可以食用了。

芦叶降糖茶

　　【配方】皋芦叶100g。

　　【制法】将鲜皋芦叶洗净、切碎,水煎。

　　【用法】每日代茶频饮。

　　【功效】清热解渴,除烦消痰。适用于消渴症头痛心烦口渴多饮症状。

玉竹乌梅茶

　　【配方】玉竹、北沙参、石斛、麦冬各9g,大乌梅5枚。

　　【制法】将上药五味共碾制成粗末,加水适量,煎汤。

　　【用法】每日代茶频饮。

　　【功效】养阴润燥,生津止渴。适用于上中消及热病伤阴烦渴、夏季汗多、口渴多饮等。

麦冬党参茶

【配方】取麦冬、党参、北沙参、玉竹、天花粉各9g,知母、乌梅、甘草各6g。

【制法】研成粗末,加绿茶末50g,煎茶水1000ml,冷却。

【用法】每日代茶频饮。

【功效】养阴润燥,生津止渴。

山药天花粉茶

【配方】山药100g,天花粉100g。

【制法】将山药、天花粉分别洗净、晒干或烘干,研成极细末,混合均匀,瓶装,密封,贮存备用。每日取30g,放入砂锅,加足量清水,中火煎煮20分钟,取汁饮用。

【用法】早、晚分服。

【功效】补气健脾,清热生津,降血糖。适用于各型糖尿病。

二皮小豆茶

【配方】冬瓜皮100g,西瓜皮100g,玉米须40g,赤小豆30g。

【制法】将冬瓜皮、西瓜皮用湿水清洗干净,切碎后一同放入碗中,备用。将玉米须漂洗后,盛入碗中,待用。将赤小豆淘洗干净,放入砂锅,加足量水,大火煮沸后改用小火煨煮30分钟,待赤小豆呈熟烂状,加玉米须、冬瓜皮和西瓜皮碎片,继续煨煮20分钟,待赤小豆酥烂,用洁净纱布过滤,取滤汁放入大杯中即成。

【用法】早、晚分服。

【功效】清热利水,生津止渴,降血糖。适用于各型糖尿病。

山药枸杞茶

【配方】怀山药 50g,枸杞子 30g。

【制法】将枸杞子、怀山药洗净,晒干或烘干,研成粗末,备用。放入砂锅,放足量清水,大火煮沸后,改用小火煨煮 30 分钟,过滤取汁,合并 2 次滤汁,小火煮沸即成。

【用法】上、下午分服。

【功效】补阴生津,降血糖。适用于各型糖尿病。

芦笋冬瓜茶

【配方】鲜嫩芦笋 50g,冬瓜 250g,植物油、葱花、姜末、精盐、鸡精各适量。

【制法】将芦笋洗净,切成段。将冬瓜洗净,切去外皮,切成 0.5cm 厚的小块,放入植物油锅,用中火煸透,加适量清水,大火煮沸后加葱花、姜末,改用小火煨煮 30 分钟,加芦笋,拌和均匀,再继续煨煮 10 分钟,加少许精盐、鸡精,调味即成。

【用法】当汤佐餐,适量服食。

【功效】清热解毒,补中和血,降血糖。适用于各型糖尿病。

麦麸玉竹茶

【配方】玉竹 10g,麦麸 50g。

【制法】将玉竹洗净后切片,晒干或烘干,研为细末,与麦麸充分混匀,一分为二,放入绵纸袋中,挂线封口,备用。每日 2 次,每次 1 袋。冲茶饮,将麦麸玉竹袋放入杯中,用刚煮沸的开水冲泡,加盖,焖 15 分钟后即可。

【用法】当茶,频频饮服,一般每袋可连续冲泡 3~5 次。

【功效】补虚健脾，生津止渴，降血糖。适用于各型糖尿病。对糖尿病并发高血压病、血脂异常、动脉粥样硬化等症者尤为适宜。

二仁粟米茶

【配方】松子仁、冬瓜仁各100g，陈粟米500g，芝麻、粳米、黄豆、赤小豆、绿豆、粗茶、核桃仁各250g，莜麦面1500g。

【制法】将陈粟米、粳米、黄豆、赤小豆、绿豆炒熟，与拣净的粗茶、芝麻混合均匀，共研为细粉。将莜麦面炒熟，与上述细粉混匀，入罐存放，备用。服食时每次取3匙炒粉、1匙松子仁与冬瓜仁，同放入杯中，用沸水冲泡成泥糊，加盖，焖15分钟即成。

【用法】早、晚随餐饮服。

【功效】滋补肝肾，健脾和血，润燥降糖。适用于各型糖尿病，对2型糖尿病患者尤为适宜。

小豆洋参茶

【配方】赤小豆500g，西洋参2g。

【制法】将西洋参洗净，晒干或烘干，研为极细末，一分为二，装入绵纸袋中，挂线封口，备用。将赤小豆淘洗干净，放入砂锅，加足量水，大火煮沸，改用小火煨煮至赤小豆酥烂、汤呈浓稠状，晾凉，一分为二。将西洋参细末袋放入杯中，以赤小豆浓稠汤汁冲泡，加盖，焖15分钟即成。

【用法】每日2次，每次各取1份。

【功效】清热和血，益气降糖。适用于胃燥津伤型糖尿病。

蚕豆大蒜茶

【配方】蚕豆60粒，大蒜适量。精盐适量。

【制法】将以上前两味分别洗净，一同放入锅中，加水适量，煎煮30分钟，加精盐适量即成。

【用法】当茶，频频饮用。

【功效】利尿消肿。适用于各型糖尿病。

粟米莜麦茶

【配方】陈粟米500g，冬瓜仁100g，芝麻、粳米、黄豆、赤小豆、绿豆、粗茶各250g，莜麦面1500g，干姜、花椒、小茴香各适量。

【制法】将陈粟米、粳米、黄豆、赤小豆、芝麻、绿豆炒熟，与拣净的粗茶混合均匀，并研为细粉。将莜麦面炒熟，加干姜、花椒、小茴香共研细粉末，与上述细粉混匀，入罐存放，备用。将冬瓜仁切碎，捣成泥糊状，备用。

【用法】早、晚饮用。用时每次取3匙炒粉、1匙冬瓜仁糊，同放入杯中，用沸水冲泡，加盖，焖15分钟，频频饮用。

【功效】健脾利湿。适用于各型糖尿病。

绿豆金银花茶

【配方】绿豆30g，生地黄20g，金银花20g。

【制法】将生地黄和金银花加水煎汤，去渣取汁，再加绿豆用小火煎汤，待绿豆熟烂即成。

【用法】当茶，频频饮用，一般冲泡3～5次。

【功效】滋阴生津，清热润燥。适用于阴虚燥热型糖尿病，症见烦渴多饮。

薯叶苦瓜饮

【配方】 鲜嫩番薯叶（带柄）50g，苦瓜250g。

【制法】 将番薯茎叶洗净，剪下叶柄，切成段。将番薯叶切成片状，备用。将苦瓜洗净，切成薄片，放入植物油锅，用中火煸透，加适量清水，大火煮沸后加葱花、姜末，改用小火煨煮30分钟，加番薯茎、叶，拌和均匀，再继续煨煮10分钟，加少许精盐、味精，调味即成。

【用法】 佐餐当汤，适量服食。

【功效】 清胃解毒，补中和血，降血糖。适用于胃燥津伤型糖尿病，对伴有血脂异常者尤为适宜。

药茶降糖的注意事项

药茶对病毒性糖尿病有确切的疗效，但医学专家提醒药茶疗法需辨证选茶，辨证选方，只有辨证准确，茶方使用得当，效果才显著。应用药茶防治疾病，首先应注意，平素脾胃虚弱、糖尿病水肿较甚、消化力差者，不宜长期饮用。另外药茶疗法对于糖尿病患者而言，亦相似于药物治疗，所以应用某一药茶方，需要在有经验的专业医师指导下使用。药茶治疗糖尿病，不宜过多频繁地饮用，过多地饮用药茶，无疑会增加脾胃的负担，冲淡胃液，削弱消化功能。其次，一般组成茶疗方剂的药物必须是甘淡爽口的，若苦味太浓，异味太烈，必然给糖尿病患者带来恶性刺激，还会损伤脾胃，这是茶疗组方选药时应当注意的事项。总之药茶疗法应用得当，会取得较为满意的疗效。

制作降糖药茶选用药材的禁忌

不同的食物都有其不同的属性和作用。因此，在专业医师的指导下辨证、辨病地进行食物选用，合理确定处方。同时要注意食物与食物、食物与药物之间的配伍禁忌。按照传统习惯，有些食物不能合用，如鸡肉忌糯米、芥末，猪肉忌荞麦、黄豆等。这些虽然没有充分的科学依据，但是民间长期流传的一些忌讳，仍宜慎重为宜。目前临床应用的5000多种常用中药中，有500百余种可作为药茶原料。如冬虫夏草、人参、当归、天麻、杜仲、枸杞子等。这些药物在与食物配伍、炮制和应用时都需要遵循中医学理论，使它们之间的作用互相补充、协调，否则就会出现差错或影响效果。因此，在家中配制药茶对药物的选用有严格的禁忌。自行配制使用药茶时，药物配伍禁忌，一般要参考中药"十八反"和"十九畏"。"十八反"的具体内容是：甘草反甘遂、大戟、海藻、芫花；乌头反贝母、瓜蒌、半夏、白蔹、白及；藜芦反人参、沙参、丹参、玄参、苦参、细辛、芍药。"十九畏"的具体内容是：硫黄畏朴硝，水银畏砒霜，狼毒畏密陀僧，巴豆畏牵牛，丁香畏郁金，川乌、草乌畏犀角，牙硝畏三棱，官桂畏赤石脂，人参畏五灵脂。以上配伍禁忌，可作为用药参考，但非绝对如此，最好避开使用。

可以降糖的六种药酒

药酒即是一种加入中药的酒。药酒是选配适当中药,经过必要的加工,用度数适宜的白酒或黄酒为溶媒,浸出其有效成分,而制成的澄明液体。在传统药酒制作中,也有在酿酒过程里加入适宜的中药酿制而成。药酒在我国已有数千年的历史,是祖国医药学的宝库遗产。它既能防病治病,又可滋补身体,延年益寿,并具有服用方便、疗效确切、便于存放等优点,因而深受历代医家重视,成为我国传统医学中的重要治疗方法。因酒可以浸出许多水不能浸出的中药有效成分,是极好的有机溶媒,多数药物的有效成分都可溶在其中。所以药酒有时比同样的中药煎剂、丸剂作用更佳,在防治疾病方面有着更好的疗效,在我国医药史上药酒已处于重要的地位,成为历史悠久的传统剂型之一,在医疗保健事业中也同样享有较高的声誉,它能"通血脉,厚肠胃,散湿气,消忧解怒"。由此可见,现代药酒的概念是极为广泛的。

人参枸杞酒

【配方】人参20g,枸杞子250g,白酒2000g。

【制法】

1. 将人参烘软切片,枸杞子除去杂质,用纱布袋装药扎口备用。
2. 白酒装入酒坛内,将装有人参、枸杞子的纱布袋放入酒中。
3. 酒坛加盖密闭浸泡10～15天,每天搅拌1次,泡至药味尽出,用细布滤除沉淀,即成。

【用法】每日2次,每次服10g。

【功效】益气养血。用于糖尿病气血两虚,症见久病体虚、贫血、营养不良、神经衰弱。

何首乌黄精酒

【配方】何首乌 50g，黄精 50g，枸杞子 50g，低度白酒 1000g。

【制法】

1. 将何首乌、黄精、枸杞子洗净，装入纱布袋内，扎紧口，放入酒罐内。
2. 将白酒倒入酒罐内，每天搅拌 1 次，浸泡 30 天即成。

【用法】每日 2 次，每次服 10g。

【功效】滋补肝肾，养阴生精。用于糖尿病肝肾亏虚者，症见尿频量多、腰膝酸软无力、头昏耳鸣、舌淡、脉细弱。

地黄降糖酒

【配方】干地黄 60g，白酒 500g。

【制法】

1. 将地黄用冷水快速冲淋后，晒干备用。
2. 将地黄放入白酒罐内，用不透气的塑料皮封严罐口。
3. 每天将酒罐摇 10 分钟，浸泡 7 天以后即可饮用上清酒液。

【用法】每日 1 次，每次 10g。

【功效】滋阴养血，舒筋活血。用于糖尿病阴血不足、筋脉失养者，症见面色无华，口舌干燥，肢体麻木、疼痛等。

仙灵降糖酒

【配方】仙灵脾 60g，白酒 500g。

【制法】

1. 将仙灵脾用水快速冲淋去灰屑，沥干，装入纱布袋内，扎紧口放入酒罐内。

2. 将白酒倒入罐内，盖好盖，浸泡7天即成。

【用法】每日两次，每次服10g。

【功效】滋补肝肾，强壮筋骨。用于糖尿病阴阳两损、命门火衰者，症见全身乏力、腰痛肢软、阳痿不举、四肢欠温、口干不渴、脉沉细、舌质淡嫩、苔薄而润。

【备注】仙灵脾性味辛温不热，功能为补命门、助肾阳，是临床治疗肾阳不足的常用药物。久服无不良反应。

茯苓降糖酒

【配方】茯苓60g，白酒500g。

【制法】

1. 把茯苓用冷水快速冲淋后，放入罐中。

2. 将白酒装入酒坛内，密封坛口，每天振摇1次，30天后即可服用。

【用法】每日2次，每次服10g。

【功效】补虚益寿，强筋壮骨。适用于糖尿病脾虚失运者，症为神疲乏力、纳谷不馨、肌肉麻痹、沉重、日见痿弱等。

灵芝丹参酒

【配方】灵芝30g，丹参5g，三七5g，白酒500g。

【制法】

1. 将三七、丹参、灵芝洗净、沥干后放入酒坛内。

2.加入白酒,盖上坛盖,每天搅拌1次,浸泡30天即成。

【用法】每日1次,每次5g。

【功效】养血活血,健脾安神。用于糖尿病合并冠心病者,症属阴血不足,瘀血内阻,如口舌干燥、胸闷憋气、头昏失眠、舌淡青紫、脉结代。

灵芝

灵芝是功效十分显著的药用真菌,自古被誉为"仙草"。传说秦始皇为求长生不老,派人到东海瀛洲采摘灵芝仙草。《神农本草经》把灵芝列为"上上药",有"益心气、安精魂、好颜色、补肝益气和不老延年"等功效。随着对灵芝研究的不断深入,灵芝中的成分和药理药效也不断地被发现。现代研究认为:灵芝对人体免疫、中枢神经、心血管循环、呼吸、消化等系统有调节功能和保持健康平衡的作用,可辅助化疗,并有抗放射、增加白细胞的功效。此外,食疗还可辅助治疗糖尿病、慢性支气管炎、哮喘病、冠心病、糖尿病、神经衰弱、高血压、性功能低下等。

糖尿病患者饮用药酒宜忌

药酒也是酒的一种,过多饮用药酒对糖尿病患者没有益处,因为酒精能使血糖发生波动。当空腹过量饮用药酒时,可发生严重低血糖,而且醉酒往往能掩盖低血糖的表现。所以糖尿病患者饮用药酒也要避免过量。如果糖尿病患者血糖控制尚不稳定,则不宜饮用药酒。血糖控制良好时,可适量饮用药酒,饮用前后应监测血糖,了解药酒对血糖的影响。药酒的用法一般应根据病情的需要、体质的强弱、年龄的差异、酒量的大小等实际情况出发，宜适度，一般每次饮用15～20ml，酒量小的患者可将药酒按1∶1～1∶10的比例与冷开水混合，再按量服用。对于患有糖尿病伴其他慢性疾病的患者要在专业医师指导下饮用。药酒在医疗上不同于一般的酒，有规定的疗程。有一点应注意，糖尿病患者选用药酒要对症，不能拿药酒当一般酒饮，有人以为补酒无碍，多喝一点没关系，这种认识是错误的，不可以滥用。

家庭如何泡服降糖药酒

1. **选用酒类** 现代药酒的制作多选用50～60度的白酒，因为酒精浓度太低不利于中药材中有效成分的溶解，而酒精浓度过高有时反而使药材中的少量水分被吸收，使得药材质地坚硬，有效成分难以溶出。对于不善饮酒的人来说，也可以采用低度白酒、黄酒、米酒、果酒、葡萄酒等为基质酒，但浸出时间要适当延长或浸出次数适当增加。

2. **配制方法** 先将买回的药材打碎或剪短后，再用冷开水浸湿，这样既可洗去脏物，又可防止药材吸酒太多。然后取出，放在玻璃瓶或罐里，兑入白酒，至少应将药材全部淹没，最后，将口封严，每天摇动数次，以使药材的有效成分充分析出，浸泡半个月后即可饮用。有些贵重药材，可将酒饮完后再浸泡几次。

自行泡制药酒要注意：一是所用药材必须洁净或新鲜，避免用劣质药材或伪药。二是某些补肾药酒方中，含有毒性或作用较剧烈的药物，需经过专业的炮制后才能使用，以免服用不当，造成伤害。如发现药酒表层起沫、里面有菌块或突然变浊、颜色突然变深或变浅等外观变化，甚至酒味异常，可能酒已变质，建议停止饮用。三是持药单至中药房购买药材泡酒时，配料内的药物不要任意改动或增减剂量，要先咨询专业医师，不能以书中的处方完全作为防病治病的依据。

有益于糖尿病并发症的药膳

中医学治疗糖尿病并发症主要是采用辨证论治的方法,将患者划分为不同的证型,分别采用不同的方药进行治疗,但亦可根据某一种并发症共同的病因病机进行辨病治疗。这里所介绍的辅助治疗糖尿病并发症的药膳,主要是依照辨病治疗的原则去拟定,或只是适合其中的某一个证型,因此在实际应用时,还宜根据每位患者各自的临床表现,咨询专业医师的意见后再选用。

山楂菊花荷叶茶

【配方】山楂、菊花各15g,荷叶10g。

【制法】

1. 山楂、菊花、荷叶加入适量的开水。
2. 煎煮15～20分钟后去渣。
3. 取汁饮用。

【用法】一日内分2次代茶饮用。

【功效】山楂味酸甘,性微温,能行气散瘀、消食化积。菊花味辛甘苦,性微寒,能清热解毒,平肝明目。荷叶味苦涩,性平,能清暑利湿,升阳止血。现代药理研究还显示上述三药能降血压、降血脂、扩张冠状动脉,增加冠状动脉血流量。故本药膳具有清热解暑去湿、消食化积散瘀、消脂降压的功效。适宜于糖尿病高血压属实证的患者。

何首乌瘦肉汤

【配方】制何首乌、枸杞子、北沙参各15g,女贞子10g,猪瘦肉

150～200g，生姜、盐、植物油各适量。

【制法】

1. 将猪瘦肉洗净，切成小块，用盐、油拌匀。

2. 制何首乌、枸杞子、北沙参和女贞子先用水洗净，浸泡20分钟后，与猪瘦肉一起放锅内，加入适量水煮1小时即成。

【用法】一日内分两次作佐膳用，饮汤食肉。

【功效】制何首乌味甘涩，性微温，能补血养肝，益精固肾。枸杞子味甘性平，能滋阴养肝补肾，明目止渴。北沙参味甘微苦，性微寒，能养阴清热生津。女贞子味甘苦，性凉，能补肝肾阴，乌须明目。猪瘦肉味甘咸，性平，能滋阴润燥。故本药膳具有滋阴补血、补益肝肾的功效。适用于糖尿病高血压属肝肾阴虚型的患者。

党参三七炖鸡

【配方】党参15g，三七片10g，母鸡半只，生姜、盐、植物油各适量。

【制法】

1. 党参、三七片洗净，浸发。

2. 母鸡掏空腹脏洗净、切块，用盐、植物油拌匀放置数分钟。

3. 母鸡与党参、三七片、生姜及适量水一起放入炖盅内，武火煮沸后，文火炖1～1.5小时后即可。

【用法】一日分2次，可作佐膳用，饮汤食肉。

【功效】党参味甘性平，能补中益气，养肺生津。三七味甘微苦，性温，能活血化瘀，消肿止痛。鸡肉味甘性温，能温中益气，补精添髓。现代药理研究亦显示三七能增加冠状动脉血流量，降低心肌耗量，促进冠状动脉梗死区侧支循环的形成，增加心输出量，并有抗心律失常、抗炎、镇静、镇痛的作用。故本药膳能益气活血、化瘀止痛。适用于糖尿病冠心病属气虚血瘀的患者。

地龙桃花饼

【配方】地龙30g，赤芍20g，红花15g，当归50g，川芎10g，桃仁（去皮尖）12g，黄芪80g，小麦面100g，玉米面300g。

【制法】

1. 地龙焙干，研粉。

2. 赤芍、红花、当归、川芎、桃仁、黄芪浓煎取汁。

3. 地龙粉、小麦面、玉米面混匀，并以药汁调和成面团，分为20个小饼，入笼蒸熟（或用烤箱烤熟）即成。

【用法】每日两次，每次食1个。

【功效】地龙味咸性寒，能通经活络，清热息风。赤芍味苦性微寒，能活血散瘀，通经止痛，清热凉血。红花味辛性温，能活血通经，祛瘀止痛。当归味甘辛，性温，能补血活血，通经止痛，润肠通便。川芎味辛性温，能活血行气，祛风止痛。桃仁味甘苦，性平，能活血祛瘀，润肠通便。黄芪味甘，性微温，能补气健脾，补肺益气，并通过补气以行血。常用于中风后遗症治疗的补阳还五汤正是由以上药物组成的。现代药理及临床研究结果亦显示该方能降低血黏度，改善血液流动性，扩张脑血管，抗血栓形成，对缺血性中风（其中包括脑血栓形成）有较好的疗效。而小麦味甘性凉，能养心益肾，除烦止渴；玉米味甘性平，能调中和胃，益肺宁心。故本药膳具有补气活血、散瘀通络的功效。适用于糖尿病脑血栓属气虚血滞、脉络瘀阻的患者。

五子明目汤

【配方】枸杞子30g,女贞子、菟丝子、决明子、沙苑子各12g,菊花10g,大枣(去核)5枚,猪瘦肉150g,生姜、盐、植物油各适量。

【制法】

1. 猪瘦肉洗净,切成小块。

2. 女贞子、菟丝子、沙苑子、决明子、菊花装入纱布袋内,与枸杞子、大枣、猪瘦肉、生姜一起放入锅内。

3. 加入适量水,武火煮沸后,再用文火煲煮1小时后,取走纱布药袋,加入适量的盐、油调味即成。

【用法】一日内分2次,作佐膳用,饮汤食肉。

【功效】枸杞子味甘性平,能滋阴养肝补肾,明目止渴。女贞子味甘苦,性凉,能补肝肾阴,乌须明目。菟丝子、沙苑子味甘性温,均能补肾固精,养肝明目。决明子味甘苦咸,性微寒,能清肝益肾明目,润肠通便。菊花味辛甘苦,性微寒,能清热平肝明目。大枣味甘性温,能补脾和胃,益气生津。猪瘦肉味甘咸,性平,能滋阴润燥。故本药膳具有滋阴润燥、养肝补肾、明目止渴的功效。适用于糖尿病视网膜病变属肝肾不足,或阴虚燥热,或气阴两虚的患者。

茅根鲫鱼汤

【配方】白茅根20g,玉米须15g,薏苡仁、赤小豆各30g,鲫鱼250g,生姜、葱、盐、植物油各适量。

【制法】

1. 鲫鱼去鳞、鳃、内脏,洗净,可略煎去其腥味。

2. 鲫鱼、白茅根、玉米须装入纱布袋内,与赤小豆、薏苡仁、生姜一起放入锅内,加入适量水,武火烧沸后改用文火炖煮40分钟,放适量盐、油、葱花调味即成。

【用法】一日内分2次饮用。

【功效】白茅根味甘性寒，能清热利尿生津，止渴，凉血，止血。玉米须味甘性平，能利水消肿。薏苡仁味甘淡，性微寒，能健脾利水，清利湿热。赤小豆味甘酸，性平，能利水去湿，消肿解毒。鲫鱼味甘性平，能健脾利湿。而现代药理研究亦显示玉米须能降血糖，降血压，利尿，减少蛋白质从尿中排出。故本药膳具有健脾去湿、利水消肿、清热生津的功效。适用于糖尿病肾病属实证的患者，尤其是出现蛋白尿、水肿、高血压、肾功能变差而属于水湿泛滥，或湿热蕴阻，或湿瘀蕴毒型的患者。

茯苓淮山药饼

【配方】茯苓、淮山药各20g，党参、黄芪、益母草各15g，鸡蛋清、盐、植物油各适量。

【制法】

1. 茯苓、淮山药、党参、黄芪、益母草研为细末。

2. 上述药末每次5g，加鸡蛋清（去蛋黄）1只及适量的盐、油调匀蒸熟即可。

【用法】每日进食1～2次。

【功效】茯苓味甘淡，性平，能利水渗湿，健脾安神。淮山药味甘性平，能益气养阴，补肺脾肾，生津止渴。党参味甘性平，能补中益气，补益肺气，生津生血。黄芪味甘性微温，能补气升阳，益卫固表，利水消肿。益母草味苦辛，性微寒，能活血化瘀，利水消肿。鸡蛋清（又称鸡子白）味甘性凉，能润肺利咽。故本药膳具有补中气、补肺益肾、利水消肿的功效。适用于糖尿病肾病属虚证的患者。

玄参金银花饮

【配方】玄参30g，金银花20g，当归8g，甘草6g。

【制法】

1. 玄参、金银花、当归、甘草一起放入砂锅。

2. 加入适量水，煎煮40分钟后去渣取汁，代茶饮。

【用法】一日内分2次饮用。

【功效】玄参味苦、甘、咸，性寒，能清热凉血，滋阴润燥，解毒消肿。金银花味甘性寒，能清热解毒，散痈消肿。当归味甘辛，性温，能补血生肌，活血消肿，通络止痛。甘草味甘性平，能清热解毒，缓急止痛。现代药理研究结果也显示玄参能抑菌，扩张血管，促进局部血液循环而消除炎症；金银花有抗菌、抗炎、解热作用；当归能改善外周血循环，镇静，镇痛，抗炎，抗菌，增强免疫力；甘草能抗菌，抗病毒，抗炎，抗过敏。故本药膳具有清热解毒、活血消肿、通络止痛、养血滋阴、生肌润燥的作用。适用于糖尿病足的患者，尤其是属于热毒内蕴，或瘀血阻络型的患者。

三七天麻炖鸡

【配方】三七片8g，天麻10g，鸡血藤20g，薏苡仁30g，母鸡半只，生姜、盐、植物油各适量。

【制法】

1. 三七片、天麻、鸡血藤、薏苡仁洗净，浸发。

2. 母鸡掏空内脏，洗净，切块，用生姜、盐、植物油拌匀放置数分钟。

3. 母鸡与浸泡好的材料及适量水一起放入炖盅内，武火煮沸后，文火炖1~1.5小时即可。

【用法】一日内分2次，可作佐膳用，饮汤食肉。

【功效】三七味甘微苦，性温，能活血化瘀，消肿止痛。天麻味甘性平，能祛风通络止痛，息风止痉。鸡血藤味甘苦，性温，能行血补血，舒筋活络。薏苡仁味甘淡，性微寒，能舒筋脉，缓挛急，健脾利水，清热去湿。鸡肉味甘性温，能温中健脾，益气养血，补肾益精添髓。现代药理研究也显示三七能促进血液循环，能抗炎、镇静、镇痛；天麻能降低外周血管阻力，促进血液循环，镇痛；鸡血藤能抗炎，补血；薏苡仁能解热，镇静，镇痛，降血糖，缓解肌肉痉挛。故本药膳具有活血化瘀、祛风止痛、舒筋活络、健脾去湿的作用。适用于糖尿病周围神经病变的患者。

花胶海参苁蓉汤

【配方】花胶2个，海参1条，肉苁蓉12g，枸杞子、淮山药各20g，猪瘦肉60g，生姜、盐、植物油各适量。

【制法】

1. 花胶、海参洗净，浸发。
2. 猪瘦肉洗净，切成小块，拌入适量生姜、盐，用植物油爆香。
3. 猪瘦肉与花胶、海参、肉苁蓉、枸杞子、淮山药、适量水一起放入炖盅内，先用武火煮沸，再用文火炖1~1.5小时即成。

【用法】一日内分2次，可作佐膳用，饮汤食肉及食花胶、海参等。

【功效】花胶又称鱼肚、鱼鳔，味甘性平，能补肾益精，滋养筋脉。海参味咸性温，能补肾益精，壮阳疗痿，养血润燥。肉苁蓉味甘咸，性温，能补肾阳，益精血，暖腰膝。枸杞子味甘性平，能补肝肾，益精血，明目止渴。淮山药味甘性平，能益气养阴，补脾肺肾，固精止渴。故本药膳具有补肾壮阳、益精养血、健脾益气、固精疗痿的功能。适用于糖尿病阳痿属虚证的患者。

附录

食物血糖生成指数

食物血糖生成指数（GI）一览表

食物类	序号	食物名称	GI
糖类	1	果糖	23
	2	MM朱古力	32
	3	乳糖	46
	4	朱古力	49
	5	蔗糖	65
	6	方糖	65
	7	蜂蜜	73
	8	胶质软糖	80
	9	幼砂糖	83.8
	10	葡萄糖	100
	11	麦芽糖	105
谷类	12	稻麸	19
	13	大麦（整粒、煮）	25
	14	面条（强化蛋白质、细、煮）	27
	15	黑麦（整粒、煮）	34
	16	线面条（实心、细）	35
	17	面条（全麦粉、细）	37
	18	小麦（整粒、煮）	41
	19	面条（白、细、干）	41
	20	黑米粥	42.3
	21	通心面（管状、粗）	45

续表

食物类	序号	食物名称	GI
谷类	22	面条（小麦粉、干、扁、粗）	46
	23	面条（硬质小麦粉、干、加鸡蛋、粗）	49
	24	黏米饭（含直链淀粉较高）	50
	25	玉米面粥（粗粉）	50.9
	26	玉米糁粥	51.8
	27	荞麦（黄）	54
	28	燕麦麸	55
	29	黑米饭	55
	30	面条（硬质小麦粉、干、细）	55
	31	玉米（甜、煮）	55
	32	面条（硬质小麦粉、细、煮）	55
	33	荞麦面条	59.3
	34	小米粥	61.5
	35	粗麦粉	65
	36	大米糯米粥	65.3
	37	大麦粉	66
	38	荞麦面馒头	66.7
	39	玉米面（粗粉、煮粥）	68
	40	大米粥（普通）	69.4
	41	糙米饭	70
	42	小米（煮饭）	71
	43	玉米片（高纤维标签）	74
	44	油条	74.9
	45	玉米片（市售）	78.5
	46	烙饼	79.6
	47	面条（小麦粉、湿）	81.6
	48	米饼	82
	49	大米饭	83.2

续表

食物类	序号	食物名称	GI
谷类	50	速食米饭	87
	51	糯米饭	87
	52	黏米饭（含直链淀粉较低）	88
	53	馒头（富强粉）	88.1
薯类、淀粉及制品	54	马铃薯粉条	13.6
	55	粉丝汤（豌豆）	31.6
	56	藕粉	32.6
	57	苕粉	34.5
薯类、淀粉及制品	58	甘薯（山芋）	54
	59	马铃薯（烤）	60
	60	炸薯条	60
	61	马铃薯（油炸）	60.3
	62	马铃薯	62
	63	马铃薯（蒸）	65
	64	马铃薯（煮）	66.4
	65	马铃薯泥	73
	66	甘薯（红、煮）	76.7
	67	马铃薯（用微波炉烤）	82
	68	马铃薯（烧烤、无油脂）	85
豆类及制品	69	黄豆（罐头）	14
	70	花生	14
	71	蚕豆（五香）	16.9
	72	黄豆（浸泡、煮）	18
	73	豆腐（冻）	22.3
	74	豆腐干	23.7
	75	扁豆（红、小）	26
	76	四季豆	27
	77	绿豆	27.2

续表

食物类	序号	食物名称	GI
豆类及制品	78	利马豆（加5g蔗糖）	30
	79	扁豆（绿、小）	30
	80	利马豆（加10g蔗糖）	31
	81	利马豆（棉豆）	31
	82	豆腐（炖）	31.9
	83	利马豆（嫩、冷冻）	32
	84	鹰嘴豆	33
	85	绿豆挂面	33.4
	86	四季豆（高压处理）	34
	87	扁豆	38
	88	青刀豆	39
	89	咖喱鹰嘴豆（罐头）	41
	90	鹰嘴豆（罐头）	42
	91	黑豆	42
	92	小扁豆汤（罐头）	44
	93	青刀豆（罐头）	45
	94	罗马诺豆	46
	95	四季豆（罐头）	52
	96	扁豆（绿、小、罐头）	52
	97	黑豆汤	64
	98	黄豆面（有面粉）挂面	66.6
蔬菜类	99	朝鲜蓟/雅枝竹	<15.0
	100	芦笋	<15.0
	101	绿菜花	<15.0
	102	菜花	<15.0
	103	芹菜	<15.0
	104	青瓜	<15.0
	105	茄子	<15.0
	106	鲜青豆	<15.0

续表

食物类	序号	食物名称	GI
蔬菜类	107	莴苣（各种类型）	<15.0
	108	生菜	<15.0
	109	青椒	<15.0
	110	番茄	<15.0
	111	菠菜	<15.0
	112	雪魔芋	17
	113	番茄汤	38
	114	芋头（蒸）（芋艿、毛芋）	47.7
	115	淮山药（薯蓣）	51
	116	甜菜	64
	117	麝香瓜	65
	118	红萝卜（甘笋）	71
	119	南瓜	75
水果类及制品	120	樱桃	22
	121	李子	24
	122	柚	25
	123	桃	28
	124	桃（罐头、含果汁）	30
	125	香蕉（生）	30
	126	杏干	31
	127	苹果	36
	128	梨	36
	129	美国苹果	40
	130	葡萄	43
	131	柑	43
	132	奇异果	52
	133	香蕉	52
	134	桃（罐头、含糖浓度低）	52
	135	芭蕉（甘蕉、板蕉）	53
	136	柠果	55

续表

食物类	序号	食物名称	GI
水果类及制品	137	葡萄（淡黄色、小、无核）	56
	138	桃（罐头、含糖浓度高）	58
	139	苹婆果	58
	140	葡萄干	64
	141	杏（罐头、含淡味果汁）	64
	142	菠萝	66
	143	西瓜	72
	144	枣	103
乳类及乳制品	145	低脂奶粉	11.9
	146	酸乳酪（低脂，加人工甜味剂）	14
	147	豆奶	19
	148	牛奶（加人工甜味剂和朱古力）	24
	149	降糖奶粉	26
	150	全脂牛奶	27
	151	牛奶	27.6
	152	脱脂牛奶	32
	153	酸乳酪（低脂）	33
	154	牛奶（加糖和朱古力）	34
	155	酸乳酪（普通）	36
	156	老年奶粉	40.8
	157	低糖奶粉	47.6
	158	酸奶（加糖）	48
方便食品	159	面包（75%～80%大麦粒）	34
	160	达能牛奶香脆	39.3
	161	全麦维（家乐氏）	42
	162	牛奶蛋糊（牛奶+淀粉+糖）	43
	163	面包（混合谷物）	45
	164	面包（50%大麦粒）	46
	165	达能阳光饼干	46
	166	大米（即食，热水泡1分钟）	46

续表

食物类	序号	食物名称	GI
方便食品	167	面包（45%～50%燕麦麸）	47
	168	面包（小麦粉，含水果干）	47
	169	达能闲趣饼干	47.1
	170	朱古力架	49
	171	面包（黑麦粒）	50
	172	面包（50%～80%碎小麦粒）	52
	173	荞麦方便面	53.2
	174	重糖重油蛋糕	54
	175	燕麦粗粉饼干	55
	176	爆玉米花	55
	177	酥皮糕点	59
	178	比萨饼（含乳酪）	60
	179	汉堡包	61
	180	油酥脆饼干	64
	181	面包（粗面粉）	64
	182	高纤维黑麦薄脆饼干	65
	183	面包（黑麦粉）	65
	184	面包（80%燕麦粒）	65
	185	营养饼	65.7
	186	竹芋粉饼干	66
	187	面包（80%～100%大麦粉）	66
	188	牛角面包	67
	189	面包（小麦粉，高纤维）	68
	190	小麦片	69
	191	面包（全麦粉）	69
	192	小麦饼干	70
	193	面包（小麦粉、去面筋）	70
	194	苏打饼干	72
	195	可可米（家乐氏）	77
	196	膨化薄脆饼干	81
	197	桂格燕麦片	83

续表

食物类	序号	食物名称	GI
	198	大米（即食，热水泡6分钟）	87
	199	白面包	87.9
	200	卜卜米（家乐氏）	88
饮料类	201	水蜜桃汁	32.7
	202	苹果汁	41
	203	菠萝汁（不加糖）	46
	204	柚子汁（不加糖）	48
	205	葡萄汁	48
	206	雪糕（低脂）	50
	207	橙汁	52
	208	雪糕	61
	209	可乐	63
	210	芬达	68
	211	朱古力雪糕	68
混合膳食及其他	212	猪肉炖粉条	16.7
	213	米饭＋鱼	37
	214	饺子（三鲜）	28
	215	硬质小麦粉肉馅馄饨	39
	216	包子（芹菜猪肉）	39.1
	217	饼＋鸡蛋炒木耳	48.4
	218	馒头＋芹菜炒鸡蛋	48.6
	219	馒头＋酱牛肉	49.4
	220	米饭＋芹菜炒猪肉	57.1
	221	米饭＋炒蒜苗	57.9
	222	二合面窝头（玉米面＋面粉）	64.9
	223	馒头＋黄油	68
	224	米饭＋蒜苗炒鸡蛋	68
	225	玉米粉加人造黄油（煮）	69
	226	米饭＋红烧猪肉	73.3
	227	牛肉面	88.6

资料来源：高恪.怎样吃才能健康长寿.北京：世界图书出版公司，2005
蔡东联，钟燕.糖尿病营养课堂.北京：人民军医出版社，2006